Adrián Neyra del Rosario

Transición a trastorno mental grave y consumo de sustancias en PEP

Adrián Neyra del Rosario

Transición a trastorno mental grave y consumo de sustancias en PEP

Un estudio de seguimiento de 5 años tras el primero episodio psicótico (PEP)

PUBLICIA

Impressum / Aviso legal
Bibliografische Information der Deutschen Nationalbibliothek: Die Deutsche Nationalbibliothek verzeichnet diese Publikation in der Deutschen Nationalbibliografie; detaillierte bibliografische Daten sind im Internet über http://dnb.d-nb.de abrufbar.

Información bibliográfica de la Deutsche Nationalbibliothek: La Deutsche Nationalbibliothek clasifica esta publicación en la Deutsche Nationalbibliografie; los datos bibliográficos detallados están disponibles en internet en http://dnb.d-nb.de.

Coverbild / Imagen de portada: www.ingimage.com

Verlag / Editorial:
PUBLICIA
ist ein Imprint der / es una marca de
OmniScriptum GmbH & Co. KG
Bahnhofstraße 28, 66111 Saarbrücken, Deutschland / Alemania
Email / Correo Electrónico: info@omniscriptum.com

Herstellung: siehe letzte Seite /
Publicado en: consulte la última página
ISBN: 978-3-8416-8322-9

Zugl. / Aprobado por: Las Palmas de Gran Canaria, Universidad de Las Palmas de Gran Canaria. Tesis Doctoral en Medicina, 2016

A mi madre, por ser padre y madre a la vez,
y por sus esfuerzos para ayudarme a ser quien soy.

A su fiel acompañante, B., por todos los paseos
que le debo y que prometo compensar.

AGRADECIMIENTOS

He pensado en muchas ocasiones escribir en esta página solo la palabra "gracias". Sin embargo, esta tesis es el resultado del esfuerzo y la ayuda de muchas personas que merecen, como pequeño gesto de agradecimiento, un espacio en negrita en esta sección.

Comenzar, por supuesto, por agradecer a mis directores, el **Dr. José Luis Hernández Fleta y la Dra. Rula Fiuza Pérez**, por la paciencia al corregirme, la empatía y el interés demostrado en este proyecto. Finalmente lo hemos conseguido. Mil gracias.
A **Elena Navarrete**, por su imprescindible ayuda en referencia a las normas Vancouver. Sin tus consejos, no habría podido hacerlo en el tiempo previsto. Te debo una.
A **Susana Estupiñán**, por dedicarme horas para mejorar la redacción en esta lengua tan compleja como es el castellano. Gracias por tu paciencia.
A mi equipo multidisciplinar (**Ángeles, Mariluz, Jorge, Natalia**), por continuar atentos al avance del proyecto y su interés en que saliera lo más perfecto posible.
A mis compañeros del hospital, especialmente a **Miguel Acosta**. Sin ese humor negro y esa ironía todo sería mucho más aburrido.
A los residentes, que en cada guardia preguntaban en qué punto del camino me encontraba. En especial a **Noemí Molina y María Isabel Santana**, por su especial interés y ánimos.
A **Nuria y a Raquel,** por esperar a que saliera del "coma social", por aguantar esos días de especial estrés donde uno no es la mejor compañía...y por quererme tanto. Espero ser capaz de devolverles el favor.
A **mi familia**, abuelos, tíos, hermano...siempre preocupados por si me he metido en demasiadas cosas a la vez y no salgo airoso...Gracias.
Al resto de **amigos** no nombrados por falta de espacio, pero igual de importantes.

Y finalmente, a los **pacientes** que trato cada día y que nunca dejarán de sorprenderme. Este trabajo tiene que ver con ellos, y con mis dudas sobre cómo conseguir ayudarlos más y mejor. Sin ellos, esta investigación sería en balde. Gracias.

"Si no sabes adónde vas, cualquier camino te sirve."

Adaptado de Lewis Carroll. *Alice´s Adventures in Wonderland (1865)*

ÍNDICE

ÍNDICE PÁGINA

RESUMEN

RESUMEN

Introducción: Pocos estudios han comparado el pronóstico y clínica de las psicosis inducidas y no inducidas.

Objetivos: Evaluar la transición a trastorno mental grave en pacientes hospitalizados por un primer episodio de psicosis aguda inducida por sustancias y no inducida, en los 5 años posteriores al debut, y factores sociodemográficos, clínicos y en relación al consumo de sustancias que puedan predecir el cambio diagnóstico y diferenciar ambos tipos de pacientes.

Material y métodos: Se extrajo información clínica del ingreso por un primer episodio en la unidad de agudos del servicio de Psiquiatría del Complejo Hospitalario Universitario de Gran Canaria Dr. Negrín entre los años 2000-2009, realizándose un seguimiento longitudinal retrospectivo en los 5 años posteriores. Se excluyeron pacientes previamente tratados por síntomas psicóticos. Se obtienen datos de 282 pacientes. El seguimiento se realizó en 205 pacientes. Se realizaron varios análisis comparativos entre psicosis inducida y no inducida.

Resultados: 67,7% modifican su diagnóstico, sobre todo hacia la esquizofrenia. El cambio se da por igual entre ambos tipos de psicosis de inicio. Los factores que predicen el cambio diagnóstico son el reingreso, edad menos de 30 años y el delirio megaloide en el debut. La psicosis inducida por cannabis se asocia con el sexo masculino y una menor edad en el primer ingreso. 48,7% reingresan en los 5 primeros años. El consumo de cannabis en el primer episodio, el afecto maniaco, la angustia y la ideación delirante de control e influencia en el debut predicen los reingresos.

Conclusiones: Las psicosis inducidas, especialmente por cannabis, tienen una gran importancia clínica y pronóstica.

Palabras clave: Primer episodio, psicosis inducida, cannabis, trastorno mental grave, estudios de seguimiento.

LISTA DE ABREVIATURAS

Lista de abreviaturas

2-AG	2-Araquidonoil Glicerol
APS	Antipsicótico
AEA	n-Araquidonil-Etanol-Amida
APA	American Psychiatric Association
AVAD	Años de Vida Ajustados por Discapacidad
CADTH	Canadian Agency for Drugs and Technologies in Health
CB1	Receptor Cannabinoide-1
CIE	Clasificación Internacional de Enfermedades
CMBD	Conjunto Mínimo Básico de Datos
CDM	Categoría Diagnóstica Mayor
COMT	Catecol-O-metiltransferasa
DOM	Dimetoximetilanfetamina
DSM	Diagnostic and Statistical Manual
DUP	Duration of untreated psychosis
ECA	Epidemiologic Catchment Area Study
ESEMeD	European Study of the Epidemiology of Mental Disorders
GABA	Ácido γ-aminobutírico
GRD	Grupos Diagnósticos Relacionados
ILP	Inyectable de Liberación Prolongada
INE	Instituto Nacional de Estadística
LSD	Dietilamida de ácido lisérgico
NCS	National Comorbidity Survey

NICE	The National Institute for Health and Care Excellence
OMS	Organización Mundial de la Salud
ONU	Organización de las Naciones Unidas
SNC	Sistema Nervioso Central
TMG	Trastorno Mental Grave
UNODC	Oficina de Naciones Unidas contra la Droga y el Delito
VIH	Virus de la Inmunodeficiencia Humana

LISTA DE FIGURAS

PÁGINA

LISTA DE TABLAS

PÁGINA

1. INTRODUCCIÓN

1. INTRODUCCIÓN

En los últimos años, especialmente en la última década, las investigaciones sobre primeros episodios psicóticos enfatizan la importancia de la intervención precoz para la remisión temprana y la prevención de recaídas.[1-3]

Las múltiples investigaciones sobre primeros episodios psicóticos destacan de forma recurrente la alta prevalencia del uso de sustancias en este grupo de pacientes, con porcentajes entre el 22% y el 50%,[4-6] así como las consecuencias adversas derivadas de éste.[7-10] Así, casi la mitad de los pacientes con un primer episodio psicótico presentan historia de abuso o dependencia de cannabis y un tercio presentan en el momento del debut psicótico consumo activo de dicha sustancia.[6,10-14]

Para los trastornos relacionados con el consumo de alcohol las proporciones son muy similares[15] y para sustancias como la cocaína, anfetaminas u opiáceos, encontramos proporciones menores pero significativas de cara al pronóstico de este grupo de pacientes.[14,16-17]

Por tanto, en general, casi la mitad de pacientes con un primer episodio psicótico agudo requerirán tratamiento para un trastorno relacionado con el consumo de sustancias. La importancia de esta condición tiene que ver con dos factores: Por un lado, la capacidad de las distintas sustancias psicoactivas de inducir episodios psicóticos y por otro, las peores condiciones pronósticas en el caso de continuar con el consumo de sustancias tras el primer episodio. Así, el mantenimiento del consumo en los primeros años tras el episodio psicótico de debut se ha asociado a mayor presencia de síntomas psicóticos,[11,17-19] menos adherencia al tratamiento,[17,19,20] mayor número de recaídas,[21] e ingresos hospitalarios.[19,22] Por otro lado, el abuso de sustancias en las fases iniciales de las psicosis, especialmente el cannabis, se ha asociado con una menor edad de debut de episodios psicóticos no afectivos[9,23] y de episodios psicóticos con síntomas afectivos.[24,25]

La relación entre el consumo de sustancias y la recurrencia de nuevos episodios psicóticos en la evolución va tomando mayor consistencia con las evidencias actuales y nos obliga a considerar el abuso de sustancias como un factor de riesgo para un peor pronóstico en este grupo de pacientes.

Sin embargo, paradójicamente, y a pesar de la importancia de la prevención en los primeros años tras el debut de la enfermedad, poco se conoce sobre el curso y el tratamiento de pacientes con un primer episodio psicótico y consumo de sustancias comórbido en comparación con los pacientes con trastornos psicóticos crónicos como la esquizofrenia o el trastorno bipolar, donde la evidencia disponible es mucho mayor. En las psicosis crónicas el abuso de sustancias es frecuente[1,2,7,8,26] y se asocia a una peor evolución, incluyendo el abandono de tratamiento,[27] reingresos hospitalarios y recaídas,[26,28,29] mayores tasas de violencia,[30] y de personas sin hogar,[31] junto con problemas médicos como el VIH y la hepatitis.[32] Además el uso de sustancias en esta población tiende a la cronicidad y a las múltiples recaídas en el consumo.[33,34]

Por tanto, el uso de sustancias psicoactivas tendría un papel muy destacado en la evolución, tanto en el debut del primer episodio psicótico y en el curso inmediatamente posterior a este como en las fases finales, una vez que se ha instaurado una psicosis crónica. Sin embargo, existe un camino incierto desde el debut del primer episodio hasta el establecimiento de un diagnóstico de psicosis crónica, por lo que identificar factores pronósticos modificables para prevenir nuevos episodios psicóticos es un aspecto de extrema importancia.[3]

En este sentido, el consumo de sustancias se ha considerado como un importante predictor de recaídas psicóticas, sugiriéndose que la presencia de abuso de sustancias facilitaría la transición a psicosis crónica a través de las recurrencias en los episodios,[29] modificando incluso la presentación clínica habitual.[34]

Además, múltiples autores señalan el uso de cannabis como factor de riesgo para desarrollar esquizofrenia[35-37] y trastorno bipolar.[38-40]

Así como el estudio de los primeros episodios de las psicosis crónicas como la Esquizofrenia ha presentado múltiples líneas de investigación, no ha ocurrido lo mismo con el estudio de los episodios psicóticos agudos, existiendo hasta hace unos pocos años escasa información sobre la estabilidad diagnóstica a largo plazo, las características clínicas y epidemiológicas y la asociación de este cuadro con la esquizofrenia.[41,42] Es desde el año 2012 cuando aparecen varios estudios que analizan la estabilidad diagnóstica y las distintas características clínicas de este tipo de cuadros,[43,44] destacando estudios en países asiáticos donde habitualmente este diagnóstico ha recibido escasa atención,[45] así como otros que recuerdan la importancia de los factores sociodemográficos en la presentación clínica.[46] En la actualidad la estabilidad diagnóstica de la psicosis aguda según los distintos estudios oscilaría entre el 34% y el 73% en el periodo entre un año y cinco años desde el debut,[41] reduciéndose a un 3,4% a los 7 años en estudios de psicosis como el trastorno esquizofreniforme.[47]

Respecto a las psicosis inducidas, existen menos estudios de seguimiento a largo plazo sobre la estabilidad diagnóstica, a pesar de la importancia de realizar un adecuado diagnóstico diferencial entre las psicosis inducidas y las no inducidas. Se ha señalado la mayor inestabilidad de este grupo en comparación con las psicosis no inducidas tras 4 años de seguimiento,[48] así como la mayor tendencia al diagnóstico de esquizofrenia y trastorno bipolar en este grupo de pacientes.

Sin embargo, pocos estudios longitudinales han investigado el impacto del uso de sustancias en aspectos como los reingresos hospitalarios y la detección y el screening de sustancias de abuso son habitualmente factores poco explorados en las entrevistas clínicas y minimizados por los pacientes,[49] siendo necesarios más estudios que valoren la importancia relativa de variables individuales distintas del consumo.

Otro aspecto a tener en cuenta es que la población que sufre un primer episodio psicótico no es homogénea, caracterizándose por la extrema variabilidad en la presentación clínica, en aspectos como el tiempo de duración de psicosis no tratada[50] e incluso en los distintos patrones de abuso de sustancias,[3] por lo que los sujetos diagnosticados de un primer episodio psicótico formarían parte de distintas poblaciones clínicas, con diferencias en el curso de la enfermedad y con distintas necesidades de tratamiento.[51,52]

Hay que destacar que los distintos estudios que intentan confirmar la relación entre el uso de sustancias y primeros episodios psicóticos tienen importantes diferencias en la metodología.

Por un lado hay diferencias en cuanto a las sustancias estudiadas. Algunos estudios, como el actual, estudian múltiples sustancias de abuso incluyendo la combinación de éstas,[53,54] mientras que otros solo analizan la edad de inicio de la psicosis con el consumo de cannabis[55,56] o alcohol.[57,58] También hay diferencias en la población estudiada, ya que mientras la mayoría de estudios solo incluyen las psicosis no afectivas como diagnóstico final,[59,60] otros, como el presente estudio, incluyen también las psicosis no afectivas.[61,62] Otra diferencia metodológica tiene que ver con el análisis del uso de sustancias al inicio de la enfermedad[5,63] o a lo largo de la evolución posterior.[64]

La naturaleza del grupo control también varía, ya que mientras algunos estudios, similares al que nos ocupa, incluyen pacientes con psicosis sin uso conocido de sustancias,[65] otros utilizan en el grupo control a pacientes con psicosis que consumen sustancias distintas a las del grupo de estudio.[55]

Otro de los factores a tener en cuenta es el rango de edad de los pacientes estudiados, ya que muchos estudios de primeros episodios incluyen solo individuos por debajo de cierta edad, lo que puede ser un potencial factor de confusión ya que el uso de sustancias como el cannabis es más prevalente entre la gente joven.[66]

Por último, muy pocos estudios analizan el tiempo previo de consumo de las sustancias antes del debut psicótico, lo que hace difícil diferenciar entre causa y asociación.

El objetivo de la presente investigación es contribuir a mejorar los conocimientos actuales sobre los factores relacionados con la transición a psicosis crónica en una población de primeros episodios psicóticos agudos inducidos por sustancias y no inducidos, intentando establecer un modelo pronóstico predictivo de los primeros años de la enfermedad, poniendo especial énfasis en el análisis de los distintos patrones de consumo de sustancias.

Además, teniendo en cuenta la comentada variabilidad en las poblaciones de primeros episodios psicóticos, se pretende conocer si las distintas variables sociodemográficas, clínicas, evolutivas y psicofarmacológicas evaluadas arrojan diferencias entre los pacientes con psicosis inducida y no inducida, que modifiquen a su vez el pronóstico en los primeros años de la enfermedad.

Por último, se pretenden analizar los cambios diagnósticos desde psicosis aguda a psicosis crónica, así como la estabilidad de estas últimas en el tiempo de seguimiento, con el objetivo de valorar la validez actual de los diagnósticos de psicosis aguda dados por las clasificaciones diagnósticas actuales.

2. REVISIÓN Y ANTECEDENTES

2. REVISIÓN Y ANTECEDENTES

2.1. MAGNITUD E IMPORTANCIA DE LAS ENFERMEDADES MENTALES

Las enfermedades mentales engloban un gran número de patologías, entre las que se incluyen los trastornos neurológicos y los producidos por el consumo de sustancias psicoactivas incluyendo las causadas por el abuso de alcohol. Abarcan afecciones comunes, como la depresión y la ansiedad, y enfermedades graves, como la esquizofrenia y el trastorno bipolar, que implican discapacidad funcional.[67]

Dado que la incidencia de trastornos mentales se encuentra en aumento, que repercuten de manera grave en la salud y tienen consecuencias importantes a nivel social, económico y sobre los derechos humanos, la OMS (Organización Mundial de la Salud) atribuye carácter prioritario a la atención de este tipo de trastornos.[68]

La OMS estima que unos 700 millones de personas en el mundo padecen trastornos mentales y neurológicos. Si se incluyen las patologías adictivas, como el abuso de alcohol y otras sustancias, ambos grupos de trastornos serían responsables del 13% de la morbilidad global. Además, su impacto en la calidad de vida es superior al de enfermedades crónicas como la artritis, la diabetes o las enfermedades cardiacas y respiratorias.[68]

Además, las medidas preventivas son importantes, ya que si los síntomas o alteraciones en la salud mental durante la adolescencia y la edad adulta temprana no se tratan adecuadamente, se aumenta la vulnerabilidad al funcionamiento psicológico deficiente, lo que conduciría, a corto y largo plazo, a la pérdida de productividad económica y al aumento de costes para la sociedad.

El proyecto ESEMeD-España[69] (European Study of the Epidemiology of Mental Disorders) en 2006 cifró las cifras de prevalencia de trastornos mentales en España en el 8,5%. En 2002, las enfermedades mentales en España conllevaron un coste de 7.019 millones de euros, de los cuales, los costes médicos directos representaron el 39,6% y supusieron, al menos, un 7,3% del total del gasto sanitario público en España para ese año.

La depresión, uno de los trastornos mentales más frecuentes, representó un 4,3% de la carga de morbilidad mundial, y fue una de las principales causas mundiales de discapacidad[70] (11% del total mundial de años vividos con discapacidad). En el año 2000, la depresión fue la segunda causa de carga de enfermedad de los 15 a los 44 años, siendo responsable del 8,3% de los AVAD (Años de Vida Ajustados por Discapacidad) perdidos, lo que destaca su impacto en las etapas más productivas de la vida. Estas estimaciones demuestran el alto nivel de carga atribuible hoy día a este trastorno y de hecho se prevé que en el año 2030 la depresión sea la principal causa de morbilidad a nivel global.[70]

Los trastornos mentales graves muestran tasas mayores de mortalidad, de tal manera que la depresión o la esquizofrenia presentan una probabilidad de muerte prematura del 40% al 60% mayor que la de la población general, debido a problemas de salud física que no son atendidos, o al suicidio consumado.[71]

El suicido está estrechamente ligado a los trastornos mentales graves. En España, la tasa de suicidios en 2011 fue de 6,89%, niveles similares a 2010 con 3.180 fallecidos. Es importante destacar la gran diferencia entre hombres y mujeres, ya que la tasa de mortalidad por suicidio ajustada para la edad y el sexo es de 10,7% y 3,2% respectivamente.[67]

La ONU (Organización de las Naciones Unidas) ya advierte en el año 2012 de la importancia de los trastornos mentales a nivel mundial,[72] estimando que un 25% de las personas padece alguna enfermedad mental a lo largo de su vida lo que equivaldría a

450 millones de personas en todo el mundo. Además señalan que un tercio de los años vividos con discapacidad son atribuibles a trastornos mentales y que estos suponen el 40% de las enfermedades crónicas y la causa principal de los años vividos con discapacidad.

Por otro lado, existe una gran comorbilidad entre los problemas de salud física y los trastornos mentales,[71] lo que aumenta a su vez el coste de las enfermedades mentales, que en 2010 se estimó en 2,5 trillones de dólares, con proyección a 6 trillones en 2030.[73]

La ONU advierte también que la brecha terapéutica existente en todo el mundo entre la necesidad de tratamiento de los trastornos mentales y su prestación es elevada,[72] acentuándose sobre todo en países de ingresos bajos y medios.

Centrándonos en los datos referentes a la enfermedad mental en España, en el año 2006, el 11,5% de la población española declaraba padecer algún tipo de enfermedad mental,[74] aumentando al 19,5% en datos de prevalencia-vida. En 2002, los trastornos mentales generaron un coste económico de 7.019 millones de euros en nuestro país, de los cuales 2.777 millones (36,9%) fueron costes médicos directos. Los costes asociados a cuidados informales supusieron el 17,7% (1.245 millones) y los costes por baja laboral el 42,7% (2.997 millones).[75]

Además en el año 2011, los trastornos mentales ocupaban la sexta posición dentro de los siete grupos de enfermedades con mayor morbilidad hospitalaria en España[76] tal y como se detalla en la figura 1.

Figura 1: Morbilidad hospitalaria por grupos de enfermedades. Año 2011

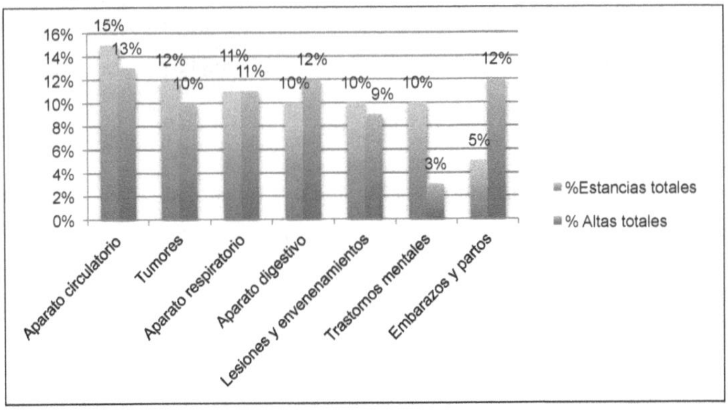

Fuente: Encuesta de morbilidad hospitalaria 2011. Instituto Nacional de Estadística. Elaboración propia.

Según los últimos datos disponibles en el INE,[77] en el año 2013, se registraron en nuestro país un total de 4.637.427 altas hospitalarias y 30.769.356 estancias en total, de las cuales 116.000 altas y 2.935.134 estancias, fueron debidas a trastornos mentales.

Centrándonos específicamente en el análisis de la carga de ingresos hospitalarios que suponen los trastornos psicóticos en nuestro país, los datos se obtienen a través del registro de la actividad hospitalaria proveniente de los Sistemas de Información para la Gestión Clínica basados en la casuística, que provienen a su vez del registro informático del Conjunto Mínimo Básico de Datos (CMBD). Se trata de una colección de datos sobre pacientes hospitalizados que se recoge al alta hospitalaria y se caracteriza por ser exhaustiva (recoge todas las altas hospitalarias) y homogénea en cuanto al tipo y codificación de las variables incluidas. El soporte inicial consta de una treintena de variables y el tratamiento posterior permite incluir las variables GRD (Grupos Diagnósticos Relacionados) y Categoría Diagnóstica Mayor (CDM) o las generadas por otros sistemas de medicación de casuística.

La tasa de altas hospitalarias en los trastornos del espectro psicótico entre los años 2000 y 2009 en las distintas Comunidades Autónomas de España se encuentran detalladas en la Tabla I.

Tabla I: Enfermos dados de alta por diagnóstico "Psicosis, CIE-9: 290-299" y provincia de hospitalización*. Unidades: por 100.000 habitantes. Años 2000-2009.

Comunidades Autónomas	2000	2001	2002	2003	2004	2005	2006	2007	2008	2009
Total nacional	**143**	**147**	**155**	**192**	**195**	**190**	**188**	**182**	**182**	**177**
Andalucía	113	120	119	134	134	130	125	121	123	117
Aragón	155	144	160	182	183	191	199	184	181	188
Asturias (Principado de)	121	112	154	222	232	206	215	208	196	193
Balears (Illes)	168	265	214	254	247	216	216	215	219	212
Canarias	**137**	**146**	**125**	**185**	**191**	**183**	**176**	**145**	**158**	**155**
Cantabria	138	102	120	140	144	138	151	163	142	149
Castilla y León	164	172	175	201	201	212	183	176	176	177
Castilla - La Mancha	112	107	111	148	130	123	133	132	132	133
Cataluña	188	182	212	257	280	272	281	280	289	280
Comunidad Valenciana	117	119	132	162	162	161	153	154	150	145
Extremadura	84	110	125	180	194	192	197	199	201	176
Galicia	126	134	143	183	178	168	164	157	160	155
Madrid (Comunidad de)	148	144	142	192	183	182	178	165	161	159
Murcia (Región de)	121	160	141	185	212	230	213	197	168	159
Navarra (Comun. Foral de)	204	203	218	248	266	248	248	239	224	248
País Vasco	206	196	233	291	277	268	269	272	265	258
Rioja (La)	155	144	144	96	124	145	129	139	149	137
Ceuta	238	211	130	195	171	164	152	140	136	156
Melilla	57	94	54	52	151	82	148	117	123	128

*A partir del año 2003, se incluyen T. Mentales debidos al uso de alcohol y otras drogas, CIE-9: 303-305"
Fuente: Encuestas de morbilidad hospitalaria 2000-2009. Instituto Nacional de Estadística.
Elaboración propia

Además de la morbilidad hospitalaria ya señalada, debemos valorar también variables relativas a la disminución de la salud asociada a los trastornos mentales. Los AVAD tienen en cuenta la pérdida de salud, considerando tanto las consecuencias mortales como no mortales de la enfermedad. La OMS estimó en 2011 que las enfermedades mentales (incluyendo el abuso de alcohol) y neurológicas son la causa principal de AVAD en todo el mundo, representando el 37% del total.[78]

2.1.1. IMPACTO SOCIOECONÓMICO DE LAS ENFERMEDADES MENTALES

Las enfermedades mentales producen un enorme impacto socioeconómico y son los trastornos del estado de ánimo y las demencias los que generan el mayor coste.[67] En 2010, el gasto total de las enfermedades cerebrales ascendió a 797,7 miles de millones de euros, los costes directos suponen el 60% de los cuales, el 37% corresponden a costes médicos y 23% a los no médicos.

La carga económica de las enfermedades mentales se ve incrementada por "costes invisibles o intangibles", derivados de cuidados informales y la pérdida de productividad laboral, por eso este tipo de enfermedades son la segunda causa de baja laboral temporal y permanente.[79] Este dato es especialmente relevante, ya que las enfermedades mentales se caracterizan por presentarse principalmente en las edades con mayor actividad laboral.

El 51,9% de los cuidadores principales de una persona que sufre alguna enfermedad mental, destina más de 60 horas semanales a su cuidado. En 2002, el número total de estas horas se estimó en 253,80 millones anuales, de las cuales 139,49 millones corresponden a cuidadores principales que tienen a su cargo una persona con una única enfermedad, mientras que 114,31 millones de horas, fueron prestadas por cuidadores a pacientes con comorbilidades.[80]

2.2. PSICOSIS Y ESQUIZOFRENIA: REVISIÓN HISTÓRICA

Los conceptos de "psicosis" y de "esquizofrenia" como paradigma de enfermedad, han ido cambiando a lo largo de la historia en función de los avances en investigación y de las diferentes aproximaciones teóricas.

A pesar de los conocimientos acerca de la epidemiología, genética y neurobiología de estos trastornos, su diagnóstico sigue basándose en un conjunto de síntomas referidos por el paciente y signos observados, ya que continuamos sin disponer de marcadores biológicos que faciliten un diagnóstico basado también en pruebas.

La heterogeneidad en su presentación clínica y la dificultad en encontrar un sustrato biológico común ha llevado a muchos autores a cuestionarse la validez de este constructo. Sin embargo, como entidad clínica, el diagnóstico de psicosis, sobre todo al referirnos a la esquizofrenia, se considera sólido, estable en el tiempo y puede identificarse con certeza en varias poblaciones, independientemente de las diferencias ecológicas y culturales.

Las primeras definiciones se remontan a finales del siglo XVIII y principios del XIX y se basan en detalladas descripciones sintomáticas de diferentes autores.

En Francia, Morel[81] (1852) bautizó con el nombre de *démence précore* el trastorno que observó en pacientes generalmente jóvenes, caracterizado por un deterioro crónico y progresivo de causa desconocida.

Mientras, Kahlbaum[82] (1863), en Alemania definía el *síndrome catatónico,* mientras Hecker[83] (1871), describía la *hebefrenia.*

Emil Kraepelin[84] (1909) reunió estos tres trastornos bajo una misma denominación, la de *dementia praecox,* basándose en la observación longitudinal de estos pacientes. Llegó a la conclusión de que todos mostraban un patrón evolutivo común hacia un grave y progresivo deterioro cognitivo y conductual. Kraepelin defendía que, en ausencia de evidencias empíricas de la etiología y la patología subyacente, los trastornos mentales podían diferenciarse descriptivamente, bien atendiendo al conjunto de signos y síntomas o a su evolución natural.

Eugen Bleuler[85] (1920) añadió que no necesariamente todos los casos evolucionaban a un estado de deterioro. Señaló, como característica diferenciadora, la afectación, no de una facultad en particular, sino de la "conexión armónica de conjunto". Este autor fue el primero en introducir el término *esquizofrenia* (literalmente "mente escindida"), para designar lo que él consideraba "un grupo de enfermedades". Este "grupo de enfermedades" incluyó la *esquizofrenia simple* y la *forma latente*. Esta última se caracterizaba por presentar todos los síntomas de la enfermedad pero "en germen", sin desarrollarse aún plenamente. Es lo que hoy en día se definiría como Estado de Alto Riesgo de Psicosis.

Bleuler introdujo también la distinción entre síntomas básicos (obligatorios) y accesorios (suplementarios) del trastorno. Los síntomas accesorios (positivos) incluían las alucinaciones y los delirios; los básicos (negativos) entrañaban descarrilamiento del pensamiento y del discurso, ambivalencia y autismo. Estos últimos, propuso, caracterizaban este "grupo de enfermedades" y los distinguía de otras entidades.

Karl Jaspers[86] (1913) favoreció la conceptualización unitaria de la esquizofrenia y la diferenció radicalmente de otros trastornos mentales al atribuirle la cualidad de lo que él denominó "proceso". Según este autor, la vida psíquica del paciente con psicosis sufriría una descomposición y reconstrucción que crearía un nuevo estado de la personalidad y de su relación con el mundo. En esta línea de pensamiento, otros autores subrayaron que aquello que caracterizaría y distinguiría a los enfermos de Esquizofrenia sería su "actitud global fría y extraña" ante el mundo,[87] que provocaría en quien lo observara la sensación de que "todo se encuentra cambiado respecto a la norma".[88]

Finalmente, desde un punto de vista más pragmático, Kurt Schneider fundamentó el diagnóstico de la esquizofrenia en manifestaciones jerarquizadas y reconocibles.[89] Afirmó que nueve grupos de síntomas psicóticos tenían un peso decisivo. Los denominó síntomas de primer rango e incluían: voces comentadoras de la actividad, voces que hablan entre ellas o discuten, experiencias de influencia en el cuerpo, sonorización del pensamiento, robo y difusión de pensamiento, percepción delirante e impulsos, sentimientos y voliciones generados por un agente externo. Estos síntomas fueron incluidos en los criterios diagnósticos de los distintos manuales de clasificación en Psiquiatría, manteniéndose aún vigentes en las versiones más actualizadas de estos, por su precisa definición y su fiabilidad en el diagnóstico de esquizofrenia.

2.2.1. LA PSICOSIS ESQUIZOFRÉNICA EN LAS CLASIFICACIONES ACTUALES

Por tanto, bajo el mismo término se reunían tres conceptos teóricos (Kraepelin, Bleuler y Schneider) poco coincidentes.[90]

Estas diferencias conceptuales de la esquizofrenia provocaron importantes discrepancias diagnósticas entre los profesionales en el ámbito de la Psiquiatría. En un intento de superar estas diferencias surgieron los sistemas de clasificación CIE (Clasificación Internacional de Enfermedades) por parte de la OMS[91] y DSM (Diagnostic and Statistical Manual) por parte de la APA[92] (American Psychiatric Association).

Estos sistemas fueron creados con el propósito de mejorar la uniformidad y la precisión en las evaluaciones, en la comunicación entre profesionales y en la comparación de resultados de investigación de los factores de riesgo, pronóstico y eficacia del tratamiento.

Ambos sistemas mantienen una visión cercana a Kraepelin de la clasificación de los trastornos mentales, estableciendo categorías diagnósticas a partir de un conjunto de síntomas y características evolutivas o criterios diagnósticos.

Entre las definiciones de esquizofrenia aportadas por las últimas versiones de estos manuales (CIE-10 y DSM-5) existen semejanzas y diferencias:[93]

En ambas clasificaciones los criterios diagnósticos:

1. Se refieren a síntomas característicos transversales.
2. Enfatizan el peso relativo de los diferentes síntomas para el diagnóstico.
3. Señalan la necesidad de una duración mínima de los síntomas para poder confirmar el diagnóstico.
4. Indican una duración mínima de un mes de la fase activa.
5. Incluyen el patrón longitudinal del trastorno.

Una diferencia importante es que en el DSM-5, para poder asegurar el diagnóstico es imprescindible que las manifestaciones (incluidos pródromos y síntomas residuales) tengan una duración mínima de seis meses.[94] Sin embargo, la CIE-10 considera que el periodo de cuatro semanas es suficiente para descartar cualquier psicosis aguda no esquizofrénica.[95]

2.3. MODELOS ETIOPATOGÉNICOS EN LAS PSICOSIS

Los síntomas psicóticos son fenómenos complejos cuyas causas también lo son, de forma que deben analizarse mediante modelos multifactoriales, con el añadido de que cuanto más tiempo pase desde el inicio de la enfermedad, mayor complejidad presenta esta.

Varios autores[96] apuntan a una combinación de susceptibilidad genética y factores de riesgo, necesarios para la aparición de la enfermedad. Los factores de riesgo serían eventos perjudiciales presentes durante el periodo prenatal (mes de nacimiento, entorno urbano, malnutrición maternal, infecciones virales, anomalías físicas menores, alteraciones en huellas dactilares y lateralidad manual), perinatal (complicaciones obstétricas) y/o durante la infancia (alteraciones motoras, neuropsicológicas y en las relaciones sociales) y adolescencia (como la presencia de rasgos de personalidad esquizotípica).

Aquellos sujetos que hayan presentando estos factores se considerarían vulnerables o de alto riesgo, acogiéndose al modelo de Neurodesarrollo de Weinberger.[97] Este modelo sugiere que una lesión o alteración neurobiológica temprana provoca un desarrollo anormal del SNC (Sistema Nervioso Central) en la juventud (por ejemplo, mayor dilatación ventricular), que se traduce en un funcionamiento aberrante psicótico y, en ocasiones, desencadena el inicio de una esquizofrenia. El desarrollo cerebral de estos sujetos sería, por tanto, distinto al de las personas sin enfermedad ni factores de riesgo previos a la edad adulta.

Además de estas alteraciones cerebrales tempranas, se han identificado otros posibles factores de riesgo que pueden contribuir al desarrollo de la enfermedad,[98] y que se detallan en tabla II.

Tabla II: Factores de riesgo para el desarrollo de Esquizofrenia*

Factores de riesgo para el desarrollo de Esquizofrenia
Infecciones tempranas
Desnutrición materna
Estrés psicosocial durante la gestación
Complicaciones obstétricas
Retraso en la adquisición de habilidades motoras en edades tempranas.
Problemas en el desarrollo (timidez, introversión, rasgos antisociales, aislamiento)
Alteraciones en las funciones cognitivas y cierto déficit intelectual

*: Tomado de Lemos y cols. Año 2003.
Elaboración propia

Hoy en día se desconoce cuál es el papel que pueda desempeñar cada uno de estos factores en la etiología de la esquizofrenia, ni siquiera en la relación que pueda existir entre la intensidad del factor y la gravedad de los síntomas.

Ninguno de ellos, por separado es causa suficiente como factor etiológico, por lo que se consideran como factores de vulnerabilidad que predisponen al sujeto para padecer una esquizofrenia a lo largo de su curso evolutivo.[98]

Se ha observado que no puede establecerse un punto de corte en ninguno de los factores para poder definir a las personas vulnerables y, a menudo, los factores causales presentes pueden interaccionar modificando el ambiente del sujeto y añadiendo nuevos factores causales.

En la práctica clínica, las manifestaciones de una categoría diagnóstica como es la de la esquizofrenia son tan variadas como pacientes son diagnosticados. Esta heterogeneidad, se traslada también a la variedad de modelos explicativos que intentan dar una visión teórica de la etiología de esta enfermedad, lo que influye, evidentemente, a la hora de entender e investigar este trastorno.

Teniendo en cuenta lo anterior, Jiménez y cols.[99] establecen a grandes rasgos, tres grandes grupos de modelos según su etiología:

1. Modelos que defienden un origen único para todos los trastornos psicóticos.
2. Modelos que apuestan por un origen multicausal de la psicosis.
3. Modelos que defienden distintos síndromes esquizofrénicos, cada uno con una etiología y un tratamiento diferente.

En el primer grupo el precursor es Bleuler,[100] quien sostiene que déficits específicos, especialmente la pérdida de asociaciones, explican este trastorno entendido como entidad unitaria. Esta postura fue corroborada por Kurt Schneider y otros autores. Los modelos de este grupo cuentan con el apoyo de los sistemas diagnósticos actuales, que no entran en planteamientos etiológicos, pero respaldan la idea de considerar la esquizofrenia como entidad unitaria y sus subtipos como variantes de la misma.

El segundo grupo, parte de las distintas entidades que acaba englobando Kraepelin[84] bajo el término de *dementia praecox*: paranoia, hebefrenia y catatonia. Mientras que el subtipo paranoide y hebefrénico están bastante validados, el catatónico, el subtipo simple o indiferenciado (F20.3) y el residual han recibido menor respaldo teórico.

En el tercer grupo, el principal representante es el modelo de Carpenter y Buchanan,[101] caracterizado por asociar, de forma causal, procesos etiológicos concretos a síntomas específicos de la esquizofrenia. Dado que en cada paciente pueden concurrir distintos procesos, los síntomas se manifiestan con alta heterogeneidad, lo que explicaría la variabilidad sintomática en las psicosis.

2.3.1. EL MODELO DE VULNERABILIDAD-ESTRÉS EN LAS PSICOSIS

Por otro lado, estarían modelos que entienden la psicosis como un desorden adquirido que consiste en una vulnerabilidad al estrés. Por ejemplo, de forma episódica podrían manifestarse síntomas psicóticos como reacción ante situaciones estresantes en individuos predispuestos. Estos modelos son multifactoriales ya que incluyen elementos etiológicos, biológicos y psicosociales y proponen que la vulnerabilidad neurobiológica y las experiencias estresantes desempeñan papeles complementarios en el inicio y en el curso de las psicosis.[102-104]

En general, se propone un modelo común de psicosis en el que no se catalogue este trastorno como crónico, sino episódico. Por otra parte, lo que se consideraría crónico sería la permanente vulnerabilidad para desarrollar esta enfermedad, tal y como proponen Zubin, Magaziner y Steinbauer[105] y se detalla en la Figura 2.

Figura 2: Modelo de vulnerabilidad-estrés en las psicosis*

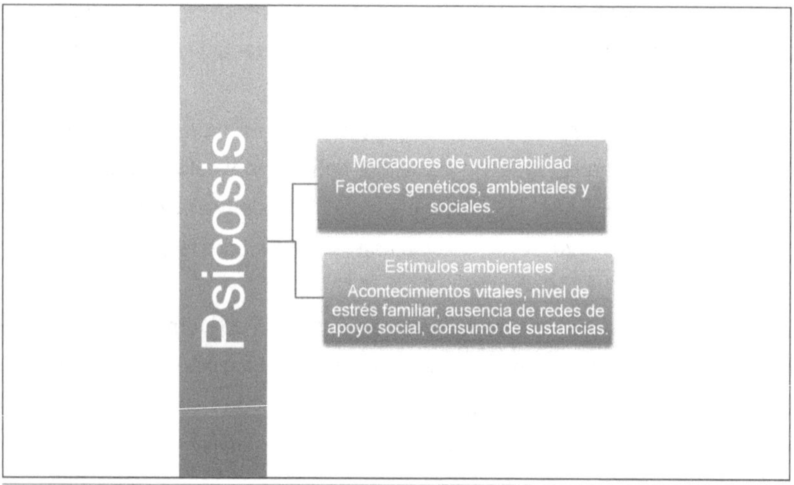

*: Tomado de Zubin y cols. Año 1983. Elaboración propia

Cada sujeto presentaría un umbral de vulnerabilidad propio que variaría según una serie de factores que aumentan o disminuyen este riesgo de manifestación de síntomas psicóticos. Habría dos tipos de factores: por un lado el de vulnerabilidad permanente y por otro, el de estímulos ambientales estresantes.

Los marcadores de vulnerabilidad serían estables en el sujeto, ya que están presentes antes y después del episodio psicótico y son producto a su vez, de factores genéticos, ambientales y sociales.

Los estímulos ambientales, por otra parte, son estresores entre los que se pueden contar acontecimientos vitales, nivel de estrés familiar (excesiva crítica y sobreimplicación emocional), ausencia de redes de apoyo social y consumo de sustancias.

De la interacción de ambos tipos de factores resultan estados intermedios transitorios que consisten en síntomas prodrómicos que a su vez interactúan con su ambiente social de forma negativa, aumentando el nivel de estrés y provocando la aparición de síntomas esquizofrénicos, que desembocan en episodios psicóticos.

Respecto al papel del ambiente en el origen de los síntomas psicóticos, un elevado número de estudios ha prestado atención a los efectos de los acontecimientos vitales mayores sobre los síntomas psicóticos.[106] No obstante, en una revisión de los estudios efectuados sobre estrés y esquizofrenia se sugiere que los pacientes con la enfermedad no experimentan más acontecimientos estresantes que los individuos sanos.[107,108]

En sujetos durante el primer episodio de psicosis o antes de este, el estrés puede tener efectos e implicaciones más relevantes sobre el curso de la enfermedad. Entre los factores de estrés ambiental se incluirían, según el modelo de vulnerabilidad-estrés, el consumo de sustancias y acontecimientos vitales adversos. Sin embargo, la investigación sobre el estrés en estos individuos ha sido relativamente limitada, y aún más respecto al consumo de sustancias, encontrándonos que la mayoría de estudios se centran solo en los acontecimientos vitales adversos.[109,110]

2.4. PRIMEROS EPISODIOS PSICÓTICOS

2.4.1. DIFICULTADES PARA SU CONCEPTUALIZACIÓN

Tal y como hemos revisado con la Esquizofrenia, el concepto y la definición de primer episodio psicótico también presenta una serie de aspectos controvertidos al no podernos referir a un grupo homogéneo de pacientes en cuanto a presentación clínica, formas de inicio y contexto.[111]

Los primeros episodios pueden iniciarse de manera aguda o insidiosa, en un contexto de larga e inespecífica evolución de síntomas prodrómicos, y con síntomas clínicos heterogéneos en el que pueden objetivarse distintas combinaciones de ideas delirantes, alucinaciones, alteraciones de conducta y desorganización del pensamiento.

Al revisar el concepto de primeros episodios psicóticos en la psiquiatría actual, más del 90% de los casos serían trastornos incluidos dentro del llamado "espectro esquizofrénico".[112] Este grupo de trastornos, engloba la esquizofrenia, el trastorno esquizofreniforme, el trastorno psicótico breve, los trastornos esquizoafectivos, los trastornos de ideas delirantes, el trastorno esquizotípico de personalidad y las psicosis atípicas. El porcentaje restante (menos del 10%) incluiría trastornos del espectro afectivo como la depresión con síntomas psicóticos y el trastorno bipolar, así como el grupo de psicosis reactivas breves.[113] Estas últimas habitualmente se excluyen de los estudios sobre primeros episodios por su potencial de confusión para interpretar los resultados. Sin embargo, según la APA[94] suponen hasta un 9% de pacientes con psicosis, por lo que su exclusión en los estudios da lugar a una carencia de información necesaria.

Respecto a las psicosis inducidas por sustancias, la gran mayoría de los estudios las incluyen dentro del primer grupo, sin diferenciarlas del resto. Esto se debe al extendido modelo etiopatogénico de las psicosis de tipo estrés-diátesis (o modelo vulnerabilidad-estrés),[103] en el que consumo de sustancias se considera un factor estresante más. En otras ocasiones, las psicosis inducidas ni siquiera son incluidas en los múltiples estudios realizados sobre el inicio de la psicosis, por considerarse un factor de confusión.

La definición habitual y más extendida en la comunidad internacional sobre el concepto de psicosis se resumiría, de forma algo reduccionista, como el conjunto de trastornos caracterizados por la presencia de síntomas psicóticos positivos (delirios y alucinaciones), negativos, cognitivos y afectivos.[114]

Una definición algo más completa la ha dado la NICE (The National Institute for Health and Care Excellence) en la actualización de su guía para el tratamiento de las psicosis,[115] publicada en 2014: "La psicosis y el diagnóstico específico de la Esquizofrenia representan un trastorno psiquiátrico grave (o grupo de trastornos) en el que la percepción, pensamientos, estado de ánimo y conducta de la persona están significativamente alteradas. Los síntomas de la psicosis son habitualmente clasificados como "síntomas positivos", que incluyen alucinaciones (percepción en ausencia de estímulo) y delirios (creencias falsas a pesar de argumentación lógica en contra), y "síntomas negativos" (como la apatía, pérdida de proyectos vitales, discurso pobre, y aislamiento social). Cada persona tendrá una combinación única de síntomas y experiencias."

Por tanto, como se puede objetivar a través de las distintas definiciones y a pesar de la importancia del problema, aún hoy no contamos con un concepto totalmente consensuado que se pueda considerar coherente y operativo dentro del contexto de la Psiquiatría actual.[116]

Otras dificultades con la que nos encontraremos al abordar el estudio de las psicosis y su inicio es la propia definición de "primer" episodio psicótico, lo que presupone un curso episódico de la enfermedad. En este sentido hay que tener en cuenta, por un lado, la aparición de pródromos difíciles de situar en el tiempo, así como la probable aparición de síntomas psicóticos claramente disfuncionales mucho tiempo antes del diagnóstico.[116] También existen importantes diferencias en la evolución de la psicosis desde el inicio, por lo que surge el problema de calificar de "episódicos" todos los casos que debutan con un episodio psicótico. Por ejemplo, según varios estudios hasta casi un 25% de los pacientes presentará estados crónicos y defectuales desde el inicio sin remisión sintomática.[117]

La variabilidad en la evolución de los pacientes es una cuestión muy importante que se debe considerar y que nos lleva además a la problemática de la escasa capacidad de predicción de la Psiquiatría actual respecto a una evolución u otra. De tal manera que, según la evidencia científica disponible,[118] se puede concluir que el porcentaje de pacientes con recuperación completa tras un primer episodio psicótico oscila entre el 20 y el 26%, un 43% persiste con síntomas residuales leves, y entre un 14 y un 24% presentan tras el debut estados crónicos y defectuales graves. Es este último grupo el que no podemos definir como "episódico" en su evolución. Sin embargo, el 22% de los pacientes presentará una evolución con episodios múltiples y remisión completa de estos.

2.4.2. INCIDENCIA Y SU RELACIÓN CON EL CONSUMO DE SUSTANCIAS

Son conocidas las dificultades que se presentan para el cálculo de la incidencia o la prevalencia de las psicosis, así como el peso específico que tiene el consumo de sustancias en el debut psicótico.

Por un lado existen distintos modelos diagnósticos, por otro suele presentarse una importante dificultad para establecer el inicio de la enfermedad y, por último, existe la problemática añadida de la adecuada selección de la muestra del estudio.[112]

Una de las investigaciones realizadas para evaluar la incidencia de primeros episodios, llevada a cabo en Cantabria, reveló que existía una incidencia de esquizofrenia de 1,9/10.000 habitantes por año, entre los 15 y los 54 años de edad, y que no había diferencias estadísticamente significativas entre los sexos.[119] La media de edad en el debut era de 26 años de edad, siendo significativamente más alta en las mujeres que en los hombres.

Un estudio centrado en la incidencia de la esquizofrenia, el trastorno bipolar, la manía y el trastorno depresivo mayor con síntomas psicóticos,[120] realizado en el ámbito rural irlandés entre 1995 y 2003, dio como resultado una incidencia anual de todas las formas de psicosis de 31,6/100.000 habitantes por año, con valores superiores en varones. Para la esquizofrenia, la incidencia fue de 7,0; para los trastornos esquizoafectivos, 2,0; y para el trastorno esquizofreniforme, 1,8. Las psicosis afectivas registraron una incidencia de 11,6/100.000 habitantes por año, y para el trastorno psicótico breve, el trastorno delirante y otros trastornos psicóticos, una incidencia de 9,3/100.000 habitantes por año. Estos datos contrastan con los resultados del estudio realizado en nuestro país descrito previamente, que arrojaba una mayor incidencia para la esquizofrenia.

Otro estudio desarrollado en Inglaterra[121] detecta una tasa de incidencia anual de los primeros episodios de psicosis en torno a 42,6/100.000 habitantes. Esta incidencia más elevada tiene que ver con la selección de la muestra, basada en un grupo de población joven (entre 16 y 35 años) en la que se suele dar con mayor frecuencia el debut de la enfermedad. En este sentido los autores concluyen que el riesgo de desarrollar psicosis disminuye con la edad.

Por otro lado, la presencia de sustancias de abuso en pacientes con síntomas psicóticos es muy común tanto al inicio como en la evolución de la enfermedad psicótica, teniendo influencia en la incidencia de los primeros episodios.[122-124]

En aquellos que presentan criterios de episodio psicótico de debut, la comorbilidad con el abuso o dependencia de sustancias a lo largo de la vida oscila entre un tercio y la mitad de los sujetos.[5,13,54]

Aunque la capacidad de producir síntomas psicóticos varía según el tipo de sustancia psicoactiva, en general, el consumo de cocaína, anfetaminas o cannabis aumenta hasta 7 veces el riesgo de presentar sintomatología psicótica.[125]

En pacientes que evolucionan a psicosis crónica, como la esquizofrenia, el consumo de cannabis se relaciona con una aparición más precoz de los síntomas, menos síntomas negativos y peor calidad de vida,[53,126] por lo que diversos estudios han reflejado la importancia de las intervenciones tempranas[127] en las primeras fases de la enfermedad para evitar nuevos episodios psicóticos, especialmente en aquellos pacientes consumidores de sustancias.

En este sentido, resulta esencial la identificación de factores clínicos o sociodemográficos que puedan predecir la evolución a una psicosis crónica tras un primer episodio, incluyéndose en este grupo las psicosis inducidas por sustancias.

2.4.3. ESTABILIDAD DIAGNÓSTICA DE LOS PRIMEROS EPISODIOS

Existe una importante controversia sobre los diagnósticos emitidos en los primeros episodios psicóticos por su altísima inestabilidad, en lo que parece ser una categoría diagnóstica previa a lo que se ha dado en llamar transición a trastorno mental grave que implicaría cronicidad y tratamiento indefinido.[128]

En 1939, Gabriel Langfeldt introdujo el concepto de psicosis esquizofreniforme para hacer referencia a un grupo de pacientes con un perfil sintomatológico compatible con un trastorno esquizofrénico, pero con un curso evolutivo y un pronóstico por lo general más benigno que el observado en la esquizofrenia típica.[129]

En ediciones posteriores del DSM, hasta llegar al DSM-IV-TR[130] se mantiene de forma prácticamente invariable este punto de vista, con escasas modificaciones que incluyen:

-La diferenciación a partir del DSM-III-R,[131] en el año 1987, del trastorno esquizofreniforme (duración de las fases prodrómica, activa y residual del cuadro de > 1 mes y de < 6 meses) de la psicosis reactiva breve (duración de las fases prodrómica, activa y residual del cuadro de < 1 mes).

-La desaparición a partir del DSM-III-R del criterio B para la esquizofrenia (disfunción social y/o laboral) en el trastorno esquizofreniforme, y conservación de los criterios A, D y E.

-La incorporación de la posibilidad de especificar si el paciente presenta características de buen pronóstico (dos o más de las siguientes: inicio de los síntomas psicóticos dentro de las primeras 4 semanas desde el primer cambio conductual significativo; confusión o perplejidad durante el episodio psicótico; buena actividad sociolaboral premórbida; ausencia de aplanamiento o de embotamiento afectivo).

Por otra parte, el DSM-IV-TR[130] especifica que si antes de los 6 meses persisten activos los síntomas psicóticos, el diagnóstico ha de ser el de trastorno esquizofreniforme "provisional" (muchos de estos pacientes derivarán hacia un diagnóstico de esquizofrenia), frente al trastorno esquizofreniforme «en remisión», propiamente el de mejor pronóstico.

La CIE-10,[95] por su parte, supone un cambio sustancial respecto a la CIE-9,[132] y agrupa bajo un nuevo epígrafe, F23: "Trastornos psicóticos agudos y transitorios", a buena parte de los trastornos mencionados y que se recogen de forma un tanto dispersa en la CIE-9.

La CIE-10 permite incluir en este apartado a todo un conjunto de cuadros caracterizados por cuatro características principales:

1. Un comienzo agudo (< 2 semanas) del cuadro psicótico. Se habla de comienzo súbito cuando este se produce en menos de 48 horas.

2. La presencia de síndromes típicos, que incluyen el estado mental rápidamente variable y cambiante, y que en este epígrafe se denomina polimorfo, así como la presencia de síntomas esquizofrénicos típicos.

3. La presencia (no siempre evidenciable) de estrés agudo.

4. La recuperación, habitualmente completa, en el plazo en ocasiones de días, y más habitualmente de unas pocas semanas.

La mayor parte de primeros episodios psicóticos serán clasificados en este epígrafe, aunque resulte ser un diagnóstico altamente inestable. De hecho, el trastorno esquizofreniforme mantiene una estabilidad diagnóstica de sólo el 3,4% a los 7 años.[47]

Haahr y cols.,[133] en un estudio de seguimiento prospectivo de una muestra de 266 primeros episodios psicóticos, durante 12 meses de seguimiento y dentro de un programa estructurado de detección temprana, encuentran una consistencia para el diagnóstico de esquizofrenia del 97%, para el trastorno esquizoafectivo del 90%, para el trastorno bipolar del 80% y para el trastorno esquizofreniforme del 34%. De estos últimos, un 60% cambia su diagnóstico por el de esquizofrenia en este periodo, lo que correlaciona positivamente con el tiempo de psicosis no tratada y con el ajuste premórbido en la infancia temprana y adolescencia tardía.

La inestabilidad encontrada en el trastorno esquizofreniforme choca frontalmente con la estabilidad hallada para el diagnóstico de Esquizofrenia en estudios prospectivos junto al Trastorno Bipolar.[112]

Después de 18 meses de seguimiento tras el primer episodio[134] la estabilidad para la Esquizofrenia es del 97,3% y para el trastorno Bipolar del 83,2%.

En el estudio irlandés previamente mencionado[120] la estabilidad diagnóstica se mantiene en el 88% de los casos tras 6 meses de seguimiento. La principal crítica realizada a este estudio es que 6 meses se considera muy poco tiempo para valorar adecuadamente la estabilidad, ya que el periodo crítico se ha establecido entre los 3 y 5 años tras el debut. De hecho la gran mayoría de los estudios sobre la estabilidad diagnóstica de la psicosis concluye que más de la mitad de los pacientes con un episodio psicótico aislado, repetirá otro episodio en el año siguiente,[135] por lo que 6 meses se consideraría un periodo de seguimiento muy escaso.

Un estudio de 10 años de seguimiento[136] arroja un cambio diagnóstico de hasta 50,7% en algún punto de la evaluación realizada a los 6 meses, a 2 y a los 10 años. El 32% de los pacientes que no había recibido un diagnóstico del espectro esquizofrénico al inicio lo recibió a los 10 años.

Respecto a la estabilidad diagnóstica, Van Os apunta incluso la posibilidad de la existencia de un continuum normalidad-psicosis, avalado por estudios genéticos y epidemiológicos, que señalan la presencia de un alto porcentaje de síntomas psicóticos en la población general sin un diagnóstico de psicosis.[137]

Van Os y cols.[138] muestran en un metaanálisis que los síntomas psicóticos eran prevalentes en la población general, con tasas de prevalencia e incidencia del 8 al 3% respectivamente, es decir, unas 100 veces más frecuentes que las de los trastornos psicóticos. Estos sujetos con experiencias sensoriales anómalas presentaban un grado de continuidad epidemiológica, psicopatológica, longitudinal, familiar y etiológica con la esquizofrenia y los trastornos relacionados y un mayor riesgo de psicosis que el resto de la población general. Determinadas variables vinculadas a la esquizofrenia (bajo cociente intelectual verbal, bajo nivel educativo, vivir en ciudades, la dependencia del cannabis, trauma, síntomas neuróticos y pertenencia a una minoría étnica) también aparecían en esta población.

En la etiología de la esquizofrenia, los estudios genéticos han sugerido la interacción de múltiples genes. Para van Os[138] esta interacción es esperable que dé lugar a un fenotipo continuo y que existan formas subclínicas en la población general.

2.4.4. IMPACTO DEL CONSUMO DE SUSTANCIAS EN LA ESTABILIDAD DIAGNÓSTICA

Como hemos señalado, un sujeto con psicosis puede recibir diversos diagnósticos a lo largo del tiempo. Estos cambios diagnósticos pueden reflejar la propia evolución de la enfermedad, la aparición de nueva información disponible respecto a la evolución, la variabilidad entre los distintos observadores clínicos o una combinación de ambas.[136,139]

Los cambios diagnósticos tienen relevancia clínica, tanto por el tipo de tratamiento y cuidados necesarios[48,140] según el diagnóstico, como por las propias expectativas del paciente respecto al pronóstico.

El uso de sustancias es muy frecuente en los pacientes con psicosis[9,141,142] y puede contribuir a esos cambios diagnósticos de varias maneras. El uso de sustancias se considera una situación de "incertidumbre clínica": es difícil atribuir una causa específica al debut psicótico si el consumo persiste,[143] el consumo persistente modifica el curso de la enfermedad relacionándose con mayores tasas de recaídas[144,145] y puede aumentar la probabilidad a lo largo de la vida de un cambio diagnóstico a psicosis persistente como la esquizofrenia. Sin embargo, la evidencia disponible en este último punto es contradictoria: algunos estudios encuentran que el uso de sustancias en psicosis agudas se ha asociado a la reducción de riesgo de un cambio diagnóstico a esquizofrenia,[148] así como al aumento de riesgo[48] o incluso a la no afectación en cuanto al cambio diagnóstico.[147]

Las diferencias en estos resultados pueden estar en relación al tipo de sustancia estudiada. Por ejemplo, como hemos revisado en el modelo de vulnerabilidad-estrés para las psicosis, el cannabis interaccionaría con la vulnerabilidad genética del sujeto aumentando el riesgo de esquizofrenia,[148] considerándose que el consumo de esta sustancia puede ser un factor predictor de cambio diagnóstico desde una psicosis aguda a una psicosis persistente. Sin embargo, sustancias psicoestimulantes como las anfetaminas y la cocaína, a pesar de sus capacidades agonistas dopaminérgicas, sus capacidades para producir síntomas psicóticos en población sana[149] y la relación hipotética de este neurotransmisor con la esquizofrenia,[150,151] están menos relacionadas con la transición a psicosis persistente desde una psicosis aguda. Tanto es así que un estudio finlandés publicado en el año 2013,[152] que valoraba los cambios diagnósticos desde psicosis inducidas por cannabis y psicoestimulantes a esquizofrenia, encontró que los pacientes que consumían cannabis recibían un diagnóstico de esquizofrenia en un 46%, mientras que en el grupo de consumidores de psicoestimulantes este cambio solo se producía en el 30%.

Otro estudio reciente[153] concluye también que la psicosis inducida por cannabis se asociaba a la transición a esquizofrenia de manera modesta, no encontrándose transición en las psicosis inducidas por psicoestimulantes, señalando la importancia de diferenciar entre grupos de sustancias en los estudios de psicosis inducidas.

Por tanto, la inestabilidad diagnóstica de las psicosis inducida es alta, ya que como hemos comentado, se considera un factor que aumenta la incertidumbre clínica respecto al pronóstico a corto y medio plazo. De hecho, algunos estudios sitúan el cambio diagnóstico en un 80% en los 5 primeros años tras un primer episodio de psicosis inducida,[42,55,154] por lo que son necesarios estudios que aporten información relevante para entender la naturaleza de la relación psicosis y sustancias psicoactivas, así como los factores que se asocian a una evolución u otra.

2.5. MODELOS EXPLICATIVOS DE VARIABILIDAD FENOTÍPICA EN LAS PSICOSIS

Como ya se ha señalado, existen varias posibilidades pronósticas una vez que se produce el debut psicótico. En este sentido, además se añade un fenotipo clínico muy variable.

A lo largo de los últimos 50 años se han realizado diferentes propuestas para abordar el problema de la variabilidad fenotípica de la psicosis, las cuales se exponen a continuación:

1. **Subdivisión en subtipos clínicos más homogéneos.** Crow[155] describió dos subtipos. El tipo I (positivo) que se caracterizaría por alucinaciones, delirios y desorganización formal del pensamiento; y el tipo II (negativo) en la que predominarían el empobrecimiento, el aislamiento social, la abulia, el embotamiento afectivo y la pobreza de pensamiento, causado por lesiones cerebrales durante el embarazo y el periodo perinatal y con mayor tendencia al deterioro.

2. **Definición de una dimensión sintomática.** En los extremos de esta dimensión sintomática estarían las formas más graves; por un lado los pacientes con síntomas negativos (pobreza afectiva, alogia, abulia-apatía, anhedonia, insociabilidad, déficit de atención) y por otro aquellos con síntomas positivos (alucinaciones, ideas delirantes, comportamiento extravagante, trastornos formales del pensamiento).[156] Esta es la base de las escalas de síntomas esquizofrénicos negativos y positivos ampliamente utilizadas en investigación clínica.

3. **Agrupación estadística de factores.** Liddle y cols,[157] describieron tres factores: "pobreza psicomotora" (síntomas negativos), "distorsión de la realidad" (síntomas positivos) y añadieron un tercer factor, el "síndrome desorganizado" que agruparía los trastornos del curso del

pensamiento y del discurso. Cuesta y Peralta[90] realizaron un análisis estadístico de tipo factorial de toda la sintomatología descrita en los pacientes con un episodio psicótico agudo. Estos autores encontraron que la combinación de factores en un modelo jerarquizado de diez dimensiones era capaz de describir y conceptualizar mejor los trastornos psicóticos que las propuestas "factoriales" previas.

4. **El espectro de la esquizofrenia.** Como ya se ha señalado previamente, este modelo postula que diferentes trastornos cercanos a la esquizofrenia serían manifestaciones fenotípicas de una susceptibilidad genética común.[158] El espectro abarcaría las categorías diagnósticas ya señaladas:[159] la esquizofrenia; el trastorno de personalidad esquizotípico; el trastorno esquizoafectivo; otros trastornos psicóticos no afectivos y los trastornos afectivos con síntomas psicóticos. La propuesta se basa en la observación de que determinados trastornos tendían a agregarse en los familiares biológicos de pacientes con esquizofrenia y que algunos de ellos presentaban síntomas de esquizofrenia atenuados. Estas personas presentarían un cuadro que correspondería con lo que Meehl[160] inicialmente denominó esquizotaxia y tendrían un riesgo elevado de evolucionar a la esquizofrenia.[161] Los rasgos de estos individuos son la base de la definición del trastorno esquizotípico de personalidad.

5. **El síndrome de saliencia.** Jim van Os[162] propone un síndrome ampliado que incluye a la esquizofrenia y otros trastornos psicóticos (algunos afectivos) y que permitiría una recodificación de estos trastornos desde una perspectiva dimensional y reflejaría mejor la variabilidad sintomática y las manifestaciones subclínicas en la población general. Según este autor, cada una de las dimensiones contribuiría de forma independiente al riesgo de psicosis y si los valores de cada una de las dimensiones superara un determinado

umbral, aparecería el inicio del trastorno. El término "saliencia" hace referencia a las alteraciones perceptivas que caracterizan a este tipo de trastornos y, según este autor, esta denominación sería más comprensible, aceptable y menos estigmatizante que el término esquizofrenia.

6. **Continuidad con la población general.** Estudios relativamente recientes han encontrado una prevalencia superior a la esquizofrenia de experiencias cercanas a la psicosis o síntomas psicóticos atenuados en la población general.[138] Según Jim van Os y cols., este fenotipo de vulnerabilidad a la psicosis en la población general estaría caracterizado por cuatro dimensiones: afectiva, positiva, negativa y cognitiva. De acuerdo con la descripción previa del síndrome de saliencia, la presencia de psicopatología en cada una de estas dimensiones contribuiría de forma equivalente y aditiva a esta susceptibilidad. El agravamiento de cada una de las dimensiones se debería al efecto de la interacción genética-ambiente.

En la actualidad, debido a la difícil delimitación de los síntomas, etiología, tratamiento y pronóstico de la esquizofrenia y otros trastornos psicóticos (trastorno bipolar, trastorno psicótico transitorio, trastorno esquizofreniforme, el trastorno psicótico inducido por sustancias, el trastorno psicótico sin especificar, el trastorno delirante y la depresión psicótica) así como a la heterogeneidad en la presentación clínica, existe una tendencia a la redefinición de la esquizofrenia desde una perspectiva dimensional.

Helzer y cols.[163] sugieren la combinación de las aproximaciones dimensionales y categoriales, con lo que se aprovecharían las ventajas de ambos modelos. Estos autores han propuesto mantener las categorías actuales, pero con una subpuntuación de la gravedad de los síntomas o los subsíndromes. Esto resulta de especial importancia en el área psicótica-afectiva.

McDonald y cols.[164] afirman que las formas de esquizofrenia que surgen por un desarrollo anormal del sistema nervioso central solo explican unos cuantos casos de la enfermedad, dentro de un síndrome mucho más amplio que cuestiona la existencia de una única forma de psicosis.

Es posible por tanto que atendiendo a su condición de síndrome, la esquizofrenia constituya la vía final común de expresión de un grupo de trastornos de diversas etiologías, sustratos fisiopatológicos y formas de presentación clínica. Esto explicaría su variabilidad fenotípica y justificaría la necesidad de identificar subgrupos de pacientes basados diversos criterios etiopatogénicos, fisiopatológicos y fenomenológicos.[118]

2.6. RELACIÓN ENTRE EL CONSUMO DE SUSTANCIAS DE ABUSO Y TRASTORNOS MENTALES

2.6.1. REVISIÓN HISTÓRICA

Los modelos de vulnerabilidad-estrés descritos para las psicosis incluyen entre los factores estresantes ambientales el consumo de sustancias. Como en la actualidad es bien conocido, el consumo de sustancias psicoactivas puede dar lugar, en intoxicación, a múltiples síntomas en la esfera psíquica similares a los del trastorno mental, a la vez que el consumo de sustancias desempeña el papel de probable factor desencadenante de trastornos mentales, incluidas las psicosis.

La relación entre el consumo de sustancias de abuso y los trastornos mentales no constituye un fenómeno de nuevo cuño, sino que se trata de un vínculo conocido desde épocas muy antiguas. Por ejemplo, Hipócrates de Cos ya refería que la "ingesta de vino con igual cantidad de agua, libera de la ansiedad y los temores". Algunos autores dan a entender que la primera referencia histórica relativa a la relación entre sustancias de abuso y trastornos mentales se encuentra en los Aforismos de Hipócrates,[165] datados hacia el siglo IV a.C.

El consumo de sustancias químicas con efectos psicoactivos ha sido además una constante histórica del ser humano y de su desarrollo cultural. La alteración de la percepción de la realidad constituye un intento del ser humano de tratar de conocer y explicar el funcionamiento de su entorno natural.[166] De esta forma, el consumo de este tipo de sustancias, de procedencia herbal básicamente, entronca con la vertiente antropológica de la cultura humana.

Por otra parte, el empleo de sustancias psicoactivas con capacidad de generar dependencia en el marco del abordaje terapéutico de los trastornos mentales también se remonta a los orígenes de la propia medicina. Algunas de estas sustancias como el opio, el cannabis o la cocaína pasaron de un uso ritual y religioso a un empleo terapéutico y, posteriormente a un uso recreativo.[167]

En el siglo XVII, el médico inglés Thomas Sydenham escribía que "entre los remedios que el Todopoderoso Dios ha dado al hombre para aliviar sus sufrimientos, ninguno es tan universal y eficaz como el opio", llegando a afirmar que "sin el opio, el arte de curar no existiría".[168] También en referencia a esta sustancia, Wilhelm Griesinger, en su Tratado sobre las enfermedades mentales,[169] a mediados del siglo XIX refería que con el opio "se mejora el sueño, mejoran los síntomas de irritación cerebral, el enfermo se calma, las alucinaciones se moderan, el sentimiento de ansiedad disminuye, así como las ideas delirantes, y, a veces, se llega a la curación completa".

Además de este uso místico o religioso y de la función terapéutica que diferentes sustancias psicoactivas han tenido a lo largo de la historia, también han sido empleadas como instrumentos de evasión y/o placer. Este uso "recreacional" ha constituido la base histórica del fenómeno de la dependencia.

Durante el siglo XIX tienen lugar las primeras aproximaciones científicas que intentan correlacionar los efectos de las drogas de abuso con la aparición de trastornos mentales.[170]

La única conexión evidente entre drogas y trastorno mental hasta la segunda mitad del siglo XIX viene dada por el empleo de estas sustancias con intención terapéutica en los enfermos. Se recomendaba por ejemplo el uso del opio contra "el insomnio, la tristeza y otros extraños sentimientos del alma".[171] Del mismo modo, el cannabis también fue recomendado en el tratamiento de la melancolía.[172] También al alcohol se le atribuía utilidad terapéutica, especialmente en trastornos fóbicos.[173] Igualmente la cocaína fue recomendada para pacientes depresivos a finales del siglo XIX, tal y como se recoge en la obra de Sigmund Freud.[174] Incluso el ácido lisérgico (LSD) era recomendado para el tratamiento de los trastornos de ansiedad y para el estudio experimental de las psicosis.[175]

A finales del siglo XIX y principios del siglo XX, también aparecen ejemplos de los efectos perjudiciales del consumo de sustancias y su capacidad para producir síntomas similares a los de las enfermedades mentales, especialmente con el uso de opio y cocaína.[176]

En las primeras décadas del siglo XX, aparecen corrientes de pensamiento orientadas al estudio de las neurosis, destacando autores como Kurt Schneider,[89] que consideraba el abuso de sustancias "como simple manifestación de personalidades anormales y de reacciones vivenciales", refiriendo que el desarrollo de cualquier trastorno mental ya explicaría la aparición de cualquier drogodependencia.

A mediados del siglo XX, con el auge de las nuevas drogas de abuso, se comienza a evidenciar más claramente cómo el consumo de las mismas era la causa directa del origen de numerosos cuadros psicóticos.[166]

El fenómeno de abuso de sustancias y su relación con la aparición de síntomas de trastorno mental comienza a ser objeto de interés de clínicos e investigadores. Así, los principales estudios diseñados para estimar la prevalencia de la comorbilidad psiquiátrica, realizados en Estados Unidos sobre población general y publicados en la primera mitad de la década de 1990, el estudio ECA (Epidemiologic Catchment Area Study)[125] y el estudio NCS (National Comorbidity Survey),[177] confirmaron que el desarrollo en un mismo sujeto de dos o más trastornos mentales, involucrando los ejes I y II del DSM-III, resultaba ser un fenómeno bastante frecuente y que esto se daba de forma especialmente llamativa en los trastornos por uso de sustancias.

La consideración y caracterización de los trastornos por uso de sustancias en los distintos sistemas clasificatorios experimenta un cambio radical tras este tipo de estudios, pues mientras en el DSM-I, las drogodependencias, siguiendo las propuestas de Schneider,[89] no constituían un grupo autónomo sino una manifestación de los trastornos de personalidad, en la versión DSM-III se situaron al mismo nivel, equidistantes de los mismos.[178]

Ya en el DSM-IV-TR[130] se incluyen 11 clases distintas de sustancias psicoactivas dentro de los trastornos por uso de sustancias, y existen 13 grupos de trastornos mentales en el adulto no relacionados con sustancias. Estos hechos confirman el complejo conjunto de relaciones entre patrones de uso de sustancias y su comorbilidad con otros trastornos mentales.

2.6.2. MODELOS DE RELACIÓN ETIOLÓGICA ENTRE EL ABUSO DE SUSTANCIAS Y TRASTORNOS MENTALES

La comorbilidad entre consumo de sustancias y trastorno mental parece presentar una elevada prevalencia, lo que ha contribuido a que el interés científico por este tema haya crecido enormemente desde hace un par de décadas.

En líneas generales, casi el 40% de los pacientes con un diagnóstico de trastornos por abuso de alcohol y más del 50% de los diagnosticados de trastornos por consumo de otras sustancias, recibe también, en algún momento de su vida, un diagnóstico de otro tipo de trastorno mental.[179] De hecho, la prevalencia-vida del diagnóstico de trastorno por abuso de sustancias en pacientes con esquizofrenia se acerca al 50% según diferentes estudios.[180,181]

Esta asociación tiene importantes consecuencias clínicas y pronósticas:[182] más síntomas positivos, recaídas psicóticas más frecuentes, aumento del riesgo de violencia y suicidio, mayor presencia de comorbilidad, más riesgo de efectos secundarios debidos a antipsicóticos y menor adherencia al tratamiento.

Según Mueser y cols.[183] y Markou y cols.,[184] existirían varios tipos de modelos explicativos. Un primer modelo de factores comunes, que indicaría que ciertos trastornos mentales y la dependencia a sustancias constituirían dos manifestaciones clínicas de un mismo proceso de base, con componentes genéticos y neurobiológicos similares. Un segundo modelo se basaría en que la administración continuada de sustancias provocaría cambios neuroadaptativos que llevarían a un trastorno mental.[185] Una tercera hipótesis se encuadraría en la teoría de la automedicación[186] y aúna los dos modelos anteriores. Se basa en el consumo de sustancias secundario a una alteración mental primaria: las sustancias intentarían revertir las anomalías basales de la patología mental o las provocadas como consecuencia del consumo continuado de las propias sustancias de abuso. Finalmente, una última hipótesis se basaría en un modelo de independencia biológica entre el trastorno mental y el abuso de sustancias, que, en la actualidad, parece tener menor evidencia.[187] Estas hipótesis pueden ser válidas y no excluyentes, ya que existen múltiples mecanismos bioquímicos comunes.

La teoría de la automedicación es una de las más extendidas para explicar la relación etiológica entre trastorno mental y uso de sustancias.[186,188] Por ejemplo, la preferencia por psicoestimulantes, que potencian los mecanismos dopaminérgicos, puede estar motivada por un intento de disminuir los efectos sedantes y extrapiramidales de los antipsicóticos y los síntomas negativos de la enfermedad psicótica.[189]

Por otro lado, la dependencia a nicotina, especialmente frecuente en pacientes con psicosis, puede tener relación con una disregulación de la neurotransmisión colinérgica y dopaminérgica observada en ambos trastornos.[190] Además, la nicotina es capaz de estimular las neuronas glutamatérgicas de la corteza prefrontal e incrementar la liberación y el recambio de dopamina en las vías corticomesolímbicas.[191] Sin embargo, a pesar de que en la práctica clínica estas situaciones de automedicación son muy habituales y tienen suficiente validez, no explican todos los casos de comorbilidad. Existen estudios donde se afirma que el consumo de sustancias no va encaminado a disminuir los síntomas psicóticos, ya que no existe correlación entre los efectos específicos de la sustancias y la sintomatología psicótica que se pretende corregir.

2.7. REVISIÓN DE LA RELACIÓN ENTRE LAS DISTINTAS SUSTANCIAS PSICOACTIVAS Y LA INDUCCIÓN DE SÍNTOMAS PSICÓTICOS

Hoy en día, los problemas de salud relacionados con el consumo de drogas constituyen un motivo de consulta frecuente en la práctica clínica cotidiana, y su magnitud supone un grave problema para la salud pública en todo el mundo.[192]

Aunque existe una percepción social, casi generalizada de que el consumo de sustancias ilegales tiene que mayores repercusiones negativas para la salud que las drogas legales, lo cierto es que los datos muestran que, por ahora, el consumo de drogas legales ocupa los primeros lugares en cuanto a problemática para la salud.[193]

A nivel mundial, la Oficina de Naciones Unidas contra la Droga y el Delito (UNODC) tiene por objetivo luchar contra las drogas y el crimen organizado transnacional. En los datos recogidos en su informe del año 2009[192] respecto al consumo de drogas, estima que en 2007 entre 172 millones y 250 millones de personas consumieron drogas ilícitas por lo menos una vez el año anterior.

En los últimos 30 años, el perfil de los consumidores de sustancias psicoactivas en España ha experimentado cambios notables.[194] Desde la década de los 70 hasta principios de los años noventa, la sustancia que más alarma social causaba era la heroína. Además de la heroína existía un consumo importante de otras sustancias, aunque para las drogas ilegales (cannabis y cocaína principalmente) se ha observado un importante incremento en los últimos años. Sin embargo, el alcohol y tabaco eran y siguen siendo las dos sustancias más consumidas en nuestro país, además con una gran aceptación social. A mediados de los años noventa comienza a descender el número de nuevos consumidores de heroína y aumenta el de cannabis y cocaína. Finalmente, se empieza a conformar lo que se conoce como "consumo recreativo" de drogas, es decir, el consumo, en ocasiones simultáneo, de sustancias como el alcohol, el cannabis, la cocaína, el éxtasis y toda una serie de derivados anfetamínicos que reciben la denominación de drogas de síntesis.

Este cambio en el patrón de consumo tiene como consecuencias la aparición de una serie de cuadros clínicos secundarios, siendo el más destacado por su gravedad, el de Trastorno Psicótico Inducido por sustancias. Uno de los mayores retos de la Psiquiatría actual es la correcta filiación de estos cuadros, en especial su relación con patologías crónicas como la esquizofrenia.[195]

Como ya se ha comentado, una de las principales razones por las que se hace uso de este tipo de sustancias tiene que ver con su capacidad psicoactiva (depresora, estimulante o modificadora) sobre el SNC. Propician alteraciones que se experimentan en la esfera perceptiva, sensorial y/o emocional, efectos que son buscados en sí mismos y son producto del uso (estado de intoxicación) de estas sustancias.[196]

Por otro lado, cuando el uso se hace de una forma continuada y aparece el fenómeno de la dependencia, un estado de abstinencia de la sustancia conlleva también la aparición de alteraciones en las esferas sensorial, perceptiva y emocional.[197] Sea por un estado de intoxicación o bien por una abstinencia, cuando existe dependencia de la sustancia, el sujeto experimenta sensaciones de muy diversa índole.

Una de estas manifestaciones, las experiencias psicóticas, han sido objeto de interés tanto para los usuarios (búsqueda de experiencias nuevas, uso dentro de rituales culturales, etc.) como para los clínicos e investigadores.[6,55,195,198]

Este tipo de experiencias puede aparecer sola o acompañada de otra sintomatología (ideas delirantes, agitación psicomotriz, estados de confusión, etc.). Son reacciones o efectos no esperados por el sujeto, que las vive de una forma extraña y pueden causarle gran malestar. Múltiples sustancias, como el cannabis, la cocaína o las anfetaminas están directamente relacionadas con la aparición de cuadros psicóticos afectivos[199,200] y no afectivos,[126,201] con síntomas que van más allá de los esperables por una intoxicación. Estos cuadros habitualmente son indistinguibles de las psicosis no inducidas por sustancias.

Por ello, se hace necesario comprender y conocer las características de estos episodios psicóticos agudos, denominados por los manuales diagnósticos como "Trastornos Psicóticos debido al consumo de sustancias" según la CIE-10[95] y "Trastornos Psicóticos inducidos por sustancias según el DSM-5.[94] Las características clínicas descritas en ambos manuales están detalladas en las Tablas III y IV.

Tabla III: Criterios de la CIE-10 para el diagnóstico de Trastorno Psicótico debido al consumo de sustancias*

"Trastorno que normalmente se presenta acompañando al consumo de una sustancia o inmediatamente después de él, caracterizado por alucinaciones (auditivas, pero que afectan a menudo a más de una modalidad sensorial), falsos reconocimientos, ideas delirantes o de referencia (a menudo de naturaleza paranoide o de persecución), trastornos psicomotores (excitación, estupor) y estados emocionales anormales, que van desde el miedo intenso hasta el éxtasis. Suele haber claridad del sensorio, aunque puede estar presente un cierto grado de obnubilación de la conciencia, que no llega al grado de un estado confusional grave. Lo característico es que el trastorno se resuelva parcialmente en un mes y de un modo completo en seis meses. Pautas para el diagnóstico: Trastornos psicóticos que se presentan durante el consumo de una droga o inmediatamente después de él (por lo general dentro de las primeras 48 horas), siempre y cuando no sean una manifestación de un síndrome de abstinencia con delirium (F1x.4) o de comienzo tardío. Los trastornos psicóticos de comienzo tardío (comienzo después de dos semanas de consumo de la sustancia) pueden aparecer, pero deben codificarse como F1x.7. Los síntomas son variados, ya que están en función de la sustancia y de la personalidad del consumidor. En el caso de las sustancias estimulantes, como la cocaína y las anfetaminas, estos trastornos psicóticos se presentan por lo general tras consumos prolongados o a dosis altas de la sustancia. Incluye: Alucinosis alcohólica; Celotipia alcohólica; Paranoia alcohólica; Psicosis alcohólica sin especificación."

*Tomado de la CIE-10. OMS. Año 1992.
Elaboración propia

Tabla IV: Criterios del DSM-5 para el diagnóstico de Trastorno Psicótico inducido por sustancias*

A. Presencia de uno o los dos síntomas siguientes: 1. Delirios. 2. Alucinaciones. **B.** Existen pruebas a partir de la historia clínica, la exploración física o las pruebas de laboratorio de (1) y (2): 1. Síntomas del Criterio A desarrollados durante o poco después de la intoxicación o abstinencia de la sustancia o después de la exposición a un medicamento. 2. La sustancia/medicamento implicado puede producir los síntomas del Criterio A. **C.** El trastorno no se explica mejor por un trastorno psicótico no inducido por sustancias/medicamentos. Estas pruebas de un trastorno psicótico independiente pueden incluir lo siguiente: Los síntomas fueron anteriores al inicio del uso de la sustancia/ medicamento; los síntomas persisten durante un período importante (p. ej., aproximadamente un mes) después del cese de la abstinencia aguda o intoxicación grave; o existen otras pruebas de un trastorno psicótico independiente no inducido por sustancias/medicamentos (p. ej., antecedentes de episodios recurrentes no relacionados con sustancias/medicamentos). **D.** El trastorno no se produce exclusivamente durante el curso de un síndrome confusional. **E.** El trastorno causa malestar clínicamente significativo o deterioro en los ámbitos social, laboral u otros campos importantes del funcionamiento. Nota: Este diagnóstico sólo se puede hacer en lugar de un diagnóstico de intoxicación por sustancias o de abstinencia de sustancias cuando en el cuadro clínico predominan los síntomas del Criterio A y cuando son suficientemente graves para merecer atención clínica.

*: Tomado del DSM-5. APA. Año 2013.
Elaboración propia

A continuación revisaremos la capacidad de cada una de las distintas sustancias psicoactivas de inducir síntomas psicóticos, describiéndose la psicosis inducida por cannabis en un apartado propio por su especial importancia.

2.7.1. PSICOSIS EN RELACIÓN AL CONSUMO DE ALCOHOL

El alcohol tiene un papel central en los trastornos por uso de sustancias, especialmente por su alta frecuencia de consumo[202] asociándose con un importante incremento de la morbilidad y la mortalidad.[203,204]

Los síntomas psicóticos pueden darse en relación a varios escenarios clínicos, como la intoxicación, la abstinencia y el delirium.

El delirium está relacionado con alteraciones de la conciencia, lo que podría encuadrarse en un subtipo de síndrome confusional con un origen orgánico. La relación entre la aparición de síntomas psicóticos inducidos por alcohol y el delirium aún necesita ser aclarada, pero distintos autores asumen que se trata de manifestaciones de un mismo proceso.[205] En este sentido, la presencia de un componente orgánico tan acentuado y la posible aparición del Síndrome de Wernicke-Korsakoff, cuadro predominante neurológico, ha dejado de lado el estudio de este cuadro en la Salud Mental actual.[205]

A pesar de la importancia del alcohol especialmente por su frecuencia, los estudios más recientes sobre trastornos psicóticos inducidos se han centrado mucho más en las sustancias ilícitas, como el cannabis, ya que actualmente se considera que el alcohol no daría lugar a un cuadro típicamente psicótico como el de la Esquizofrenia.[206]

Sin embargo, está bien establecida la relación entre el consumo crónico de alcohol y la aparición de ideas delirantes celotípicas, descritas inicialmente por Marcel en 1847,[207] aunque diversos autores han rechazado el carácter patognomónico y la relación etiológica simple entre alcoholismo y celos patológicos.[208] En estos estudios se concluye que raramente el alcoholismo es la causa primaria de la celotipia, y se defiende la hipótesis de que el alcoholismo actuaría como precipitante sobre una personalidad premórbida predisponente, sobre todo cuando se trata de celotipia delirante, por lo que el efecto del alcohol se centraría principalmente en inhibir el control a nivel consciente de creencias y rasgos de personalidad previos.

A día de hoy distintos autores consideran que los estudios disponibles no muestran evidencia suficiente para sugerir que la celotipia alcohólica pueda considerarse como una entidad específica independiente.[209]

A pesar de ello, en la actualidad, dentro del Trastorno psicótico inducido por el alcohol con predominio de las ideas delirantes, se pueden incluir cuadros celotípicos de duración máxima de 6 meses, según criterios de la CIE-10,[95] mientras que la celotipia alcohólica de larga evolución se diagnosticaría como Trastorno Delirante Crónico en combinación con dependencia alcohólica.

Respecto a la relación del alcohol con las psicosis crónicas, diversos estudios han demostrado que la dependencia del alcohol puede predecir la aparición de experiencias psicóticas de tipo esquizofrénico en la población general[210,211] pero su uso en sí mismo no se ha relacionado con la aparición de novo de esos síntomas.

Existe alguna evidencia de que los pacientes con síntomas psicóticos abusan más del alcohol que aquellos que no presentan este tipo de síntomas,[212] pero en general está aceptado que el abuso de alcohol empeora los síntomas de esquizofrenia y predispone a recaídas pero no es un factor relacionado con la etiología de esta enfermedad.[65,213]

2.7.2. PSICOSIS EN RELACIÓN AL CONSUMO DE COCAÍNA

El esterbenzoil de metilecgonina deriva de la planta Erythroxylon coca, típica del centro y sur de América. El consumo de cocaína y las demandas de tratamiento han aumentado en Europa en los últimos años, y España y Reino Unido son los líderes europeos en su consumo.[192]

Existen varios estudios que confirman que el consumo crónico de cocaína puede inducir síntomas psicóticos transitorios, expresados como paranoia o alucinaciones, aunque comparativamente con otras sustancias existen muy pocas investigaciones al respecto.[214] La paranoia transitoria es el más característico de estos síntomas, aunque también pueden presentarse vívidas alucinaciones aisladas, generalmente en el contexto del consumo, y que son criticadas por el individuo, por lo que no cabría hablar de psicosis en este caso, sino de alucinosis cocaínica.

Por otra parte, los síntomas psicóticos inducidos y persistentes más allá de la intoxicación son una de las complicaciones más habituales producidas por el consumo de cocaína, ya sea agudo o crónico. Este tipo de psicosis inducida suele estar precedida de un periodo de suspicacia, recelo y ánimo disfórico junto con un importante componente de agresividad y agitación.[215] La paranoia inducida por cocaína es un cuadro que se presenta entre el 53%[214] y el 68%[216] de los consumidores que cumplen criterios de dependencia a dicha sustancia. Su aparición suele variar entre 25 y 57 meses desde el inicio del consumo regular, con una media en torno a los tres años. No hay diferencias significativas en el patrón de consumo en cuanto a la cantidad de cocaína y el tiempo de dependencia de los individuos que desarrollan paranoia y los que no, tampoco en la edad o la raza.

La psicosis inducida por cocaína suele ser autolimitada, y ceder sin tratamiento en las horas siguientes al cese del consumo, aunque una vez que aparece un cuadro psicótico inducido por cocaína, la probabilidad de que se repita con mayor gravedad y asociado al consumo de una menor cantidad de la sustancia es mayor.[217] Este fenómeno se denomina sensibilización[218] y podría ser responsable también de una disregulación dopaminérgica que induciría tanto el "craving"[219] como la recaída.[220]

Se sugiere, también, que la aparición de este cuadro no se debería únicamente al hecho de superar un cierto umbral, ni al tiempo acumulado de consumo, sino a la interacción de la cocaína y el entorno con un individuo vulnerable, o lo que es lo mismo, a una predisposición previa a la paranoia probablemente por las alteraciones en el circuito dopaminérgico del sistema límbico.[185]

El bloqueo de la recaptación de dopamina provocado por la cocaína sería por tanto la causa fundamental de los síntomas psicóticos, pero no la única. La liberación de dopamina sería responsable, inicialmente, de los síntomas positivos y posterior degeneración de las propias neuronas del sistema dopaminérgico, lo que llevaría a la aparición de síntomas negativos.[185,221]

2.7.3. PSICOSIS EN RELACIÓN AL CONSUMO DE ANFETAMINAS

La precursora de la anfetamina es la efedrina que a su vez procede de la planta Catha edulis. Los efectos provocados por el consumo de anfetaminas recuerdan en gran medida a los producidos por la cocaína,[222] también en relación a la aparición de síntomas psicóticos.

Una minoría de los sujetos que consumen anfetaminas desarrollan cuadros psicóticos más allá de la intoxicación que requieren atención en los servicios de Salud Mental.[223] En tales casos, los síntomas de la psicosis por anfetaminas son muy similares a los observados con la cocaína e incluyen frecuentemente delirios paranoides y de persecución, así como alucinaciones auditivas y visuales en presencia de agitación extrema.

Más habitual (cerca del 18%) es que los consumidores habituales de anfetaminas presenten síntomas psicóticos subclínicos que no requieran una intervención de alta intensidad[224] y que remiten tras la abstinencia a la sustancia. Hay estudios que indican que tanto el desarrollo de los síntomas de psicosis por anfetaminas como el de la psicosis subclínica está relacionado con la historia individual del consumo de anfetaminas, es decir, con la cantidad acumulativa y la frecuencia de exposición durante la biografía del individuo.[223]

Mientras que el fenómeno relativo a la aparición de síntomas psicóticos inducidos por anfetaminas está bien documentado, la contribución de esta sustancia para el desarrollo de esquizofrenia es desconocida. Baker y cols.[225] encontraron un alto porcentaje de trastornos mentales entre los pacientes consumidores de anfetaminas. Más de un 25% de la población (26,7%) que presentaba síntomas de trastorno mental fue diagnosticado de psicosis, y la mayoría (71,4%) había recibido ese diagnóstico tras el inicio del consumo regular de anfetaminas.

Otro estudio[226] encuentra que el 20% de pacientes consumidores de anfetaminas por vía intravenosa había tenido un ingreso hospitalario en una unidad de Psiquiatría y que en el 43% el ingreso se había producido antes del uso regular de la sustancia. En un estudio con 445 consumidores de anfetaminas,[227] se concluye que los pacientes con psicosis habían iniciado antes el consumo de anfetaminas y que este había sido más problemático, con el uso de mayores dosis durante más tiempo. Además, señalan que la personalidad esquizotípica predispone a los consumidores de anfetaminas a presentar psicosis a lo largo de la vida.

En una revisión sistemática de 54 estudios sobre la relación entre psicosis y el uso de psicoestimulantes[223] se concluye que una dosis única de psicoestimulantes podría producir una recaída en un porcentaje que oscila entre el 50 y el 70% de los pacientes con esquizofrenia, especialmente en aquellos que presentaban síntomas psicóticos aislados previamente a su administración. En aquellos pacientes que no presentaban síntomas psicóticos aislados, la recaída se dio solo en un 30% de los sujetos. Por tanto, los pacientes que ya habían presentado experiencias psicóticas previamente reaccionaban de manera más llamativa a los psicoestimulantes.

En la actualidad y a pesar de los estudios mencionados, existe poca evidencia disponible que sugiera que el uso de este tipo de estimulantes esté relacionado con la instauración de un cuadro de psicosis crónica.[223]

2.7.4. PSICOSIS EN RELACIÓN AL CONSUMO DE ALUCINÓGENOS

Los alucinógenos son la causa de las características y la intensidad de las distorsiones perceptivas propias de la experiencia psicodélica,[228] aunque el término alucinógeno puede no ser apropiado ya que no todas las sustancias clasificadas químicamente en este grupo son causa de alucinaciones visuales o auditivas.[229]

Este conjunto de sustancias se define por su heterogeneidad y engloba compuestos químicos tales como un ergotamínico sintético como el LSD, fenilaminas como la mescalina y la dimetoximetilanfetamina (DOM), la metilenodioximetanfetamina (éxtasis) o un alcaloide indólico como la psilocibina.[94]

El mecanismo de acción de los alucinógenos se basa en la hiperreactividad neuronal en locus coeruleus, que llega al córtex a través de las numerosas proyecciones corticales que parten del estriado, el tálamo y en general del mesencéfalo.[230]

Respecto a la probabilidad de producir psicosis inducida, el patrón es similar al de las anfetaminas y otros psicoestimulantes, siendo una minoría de pacientes los que desarrollan una psicosis franca tras la administración crónica de alucinogénos,[223,231] aunque la evidencia disponible es muy limitada.

2.7.5. PSICOSIS EN RELACIÓN AL CONSUMO DE OPIÁCEOS

Los opiáceos son un grupo de sustancias que actúan sobre los receptores opioides y son tres los subtipos más importantes: μ, δ y λ. Según su origen se pueden clasificar en naturales, semisintéticos o sintéticos y se obtienen a partir de la planta del opio (papaver somniferum) o plantas de la misma familia.[232]

En los dependientes de opiáceos está descrita una mayor prevalencia de trastornos mentales concomitantes que en la población general, fundamentalmente trastornos depresivos, de ansiedad y de personalidad.[233]

Sin embargo, la evidencia disponible sobre la relación entre el uso de estas sustancias y las psicosis es francamente limitada. En general los estudios demuestran bajos índices de comorbilidad entre ambas condiciones,[234-236] existiendo alguna evidencia de que los consumidores de heroína pueden tener menor riesgo de psicosis que los consumidores de otras sustancias.[237] Por otra parte, en ciertos cuadros de abstinencia a opiáceos sí que está descrita la aparición de sintomatología psicótica autolimitada en el tiempo.[232]

Por tanto, la evidencia disponible no parece apoyar la hipótesis de que el uso de opiáceos cause psicosis, sino que incluso existiría un cierto efecto antipsicótico poco aclarado.[238]

2.8. PSICOSIS EN RELACIÓN AL CONSUMO DE CANNABIS

El cannabis es la droga ilegal más consumida en España y Europa.[239] El origen es la planta cannabis sativa, que se consume de forma inhalada (fumada) y en la que se han identificado múltiples sustancias psicoactivas. Entre ellas, el tetrahidrocannabinol, que se considera el principal componente psicoactivo del cannabis. [240]

Actualmente el consumo de cannabis en Europa entre los 15 y 65 años se ha estabilizado respecto al incremento observado entre los años 1990 y 2000. Hoy en día, la prevalencia-vida en adultos europeos oscila entre el 10% y el 30%, estimándose un consumo del 6,7% en el último año y del 3,6% en el último mes. El grupo comprendido entre los 15 y 34 años arroja las cifras más altas de consumo.[239]

2.8.1. SISTEMA ENDOCANNABINOIDE ENDÓGENO

Se ha identificado en el cerebro un sistema cannabinoide endógeno compuesto por diferentes receptores (principalmente el receptor cannabinoide-1 (CB1)), una serie de ligandos lipofílicos endógenos y las enzimas encargadas de la biosíntesis y degradación de estos endocannbinoides.[241] Es un sistema de neurotransmisión y endocrino.

Los receptores CB1 inhiben la liberación de varios neurotransmisores y neuromoduladores, entre ellos la dopamina, el GABA (ácido γ-aminobutírico), la serotonina, el glutamato, la noradrenalina y la acetilcolina. Los dos endocannabinoides más importantes son la anandamida (N-araquidoniletanolamida, AEA) y el 2-araquidonoil glicerol (2-AG).[242] Si bien el 2-AG es un agonista de los receptores cannabinoides, la anandamida es un agonista parcial.[242]

Los receptores CB1 se encuentran distribuidos principalmente por el sistema nervioso central, sobre todo en el hipocampo, en los ganglios basales, en la corteza prefrontal y en la amígdala. Los efectos de la administración de cannabinoides exógenos son debidos a la activación de este receptor.[241]

El sistema endocannabinoide endógeno tiene como mecanismos de acción la vía paracrina y autocrina. Los ligandos endógenos se liberan en la vesícula postsináptica y actúan principalmente sobre receptores CB1 presinápticos, regulando directa y principalmente la neurotransmisión gabaérgica y glutamatérgica. Son los cannabinoides exógenos como el tetrahidrocannabinol los que desestabilizan este sistema en las vías dopaminérgicas, aumentando la dopamina en la vía mesolímbica y disminuyéndola a nivel prefrontal a través de la unión principalmente a receptores GABA y glutamato.[243] Esta hipótesis explicaría la relación entre el cannabis y los síntomas, tanto positivos como negativos, de la Esquizofrenia.[244]

2.8.2. PRIMERAS DESCRIPCIONES DE SÍNTOMAS PSICÓTICOS INDUCIDOS POR CANNABIS

Durante el siglo XIX fueron muchos los autores literarios que utilizaron preparados de cáñamo para posteriormente describir los efectos que la sustancia provocaba en el estado de ánimo y en las cualidades perceptivas.

Bromberg[245] junto con Freedman y Rockmore[246] fueron los primeros autores que llevaron a cabo descripciones clínicas de los efectos provocados por el uso de cannabis, entre ellos los síntomas psicóticos. Dichos autores no consideraron este grupo de síntomas como psicosis de novo, sino como reagudizaciones psicóticas en sujetos con psicosis preexistentes o en estado latente.

Más tarde, otros autores[247,248] realizaron estudios en zonas donde el consumo de cannabis estaba muy extendido entre la población general (Marruecos y La India) y aportaron por primera vez índices de prevalencia y una amplia descripción fenomenológica de los síntomas psicóticos asociados. Simultáneamente, Ames[249] lleva a cabo una descripción de la psicopatología de lo que él consideraba una intoxicación cannábica.

En las décadas de los 70 y 80 se pueden encontrar un mayor número de estudios en torno a este trastorno. Podríamos decir que, en general, se admite la existencia de una psicosis cannábica con entidad propia,[250] y diversos estudios van dirigidos a mejorar las descripciones de la sintomatología presente, a comparar los cuadros sintomáticos con otras psicosis (sobre todo con la esquizofrenia)[251] y a concretar diversos aspectos importantes para delimitar su propia entidad como la duración en el tiempo.

Diversos autores centran sus trabajos en alcanzar unas descripciones clínicas más exactas, utilizando entrevistas clínicas de evaluación.[250,252,253] En sus resultados destacan la presencia de trastornos de conciencia, trastornos del ánimo de índole maniforme, trastornos del pensamiento, delirios de referencia, fenómenos de despersonalización y trastornos de conducta (en forma de auto y/o heteroagresividad, etc.), como síntomas principales en la psicosis inducida por cannabis.

Thacore y Shukla[254] y Tsuang y cols.[255] llevan a cabo estudios comparativos con sujetos con Esquizofrenia, dado que algunos investigadores habían considerado a la psicosis cannábica como un primer paso en la evolución hacia la esquizofrenia. Las investigaciones realizadas encuentran menor número de trastornos de pensamiento, menor frecuencia de alucinaciones auditivas y mayor frecuencia de visuales y menor duración del episodio.

También se estudian los posibles factores de riesgo para presentar psicosis inducida por cannabis, como tipo de personalidad premórbida, antecedentes familiares de psicosis o la frecuencia y duración del consumo.[256,257] Como principales conclusiones refieren que existe más riesgo de padecer trastorno psicótico por uso de cannabis en aquellos sujetos con un largo tiempo de consumo, antecedentes familiares de esquizofrenia u otras psicosis y en sujetos con trastornos de personalidad premórbidos.

En cuanto a la evolución, Pälsson y cols.[258] y Ghodse[259] sostienen que podrían aparecer cuadros crónicos, muy difíciles de distinguir de una esquizofrenia, en sujetos con un trastorno psicótico inducido por cannabis si se mantiene el consumo.

Durante la segunda mitad de la década de los 80 y sobre todo a raíz de la publicación de Andreasson y cols. en 1987, que señalaba el consumo de cannabis en la edad de adulto joven como un factor de riesgo para padecer esquizofrenia,[260] se retoma el estudio sobre el posible papel etiológico que el cannabis puede desempeñar en la aparición de la esquizofrenia. Otros autores[261] también llevan a cabo investigaciones en esta línea.

Sin embargo, lo más destacable de ese momento es la aparición de los primeros trabajos relacionados con las consecuencias del consumo de cannabis entre la población en salud mental, lo que se conoce como fenómeno de comorbilidad, sobre todo a partir de la publicación del estudio ECA (Epidemiological Catchment Area),[125] donde se evidencia la alta frecuencia de consumo de sustancias en la población con otros trastornos mentales.

A raíz de la publicación de este trabajo se abren nuevas líneas de investigación, que provocan que el debate acerca de la existencia de la psicosis cannábica permanezca apartado durante algunos años, hasta que a finales de la década de los 80, diversos autores[262] publican artículos que advierten de que el debate en torno a la existencia o no de la psicosis cannábica no está cerrado.

A principios de la década de los 90 se publica un artículo de Thomas,[263] y otro de Thornicroft[264] que pretenden aclarar esta situación. Thomas lleva a cabo una amplia revisión bibliográfica y concluye que existen pocos casos claros y que se da una escasa coincidencia en la descripción clínica, por lo que considera que no existe una auténtica psicosis cannábica. Thornicroft, por su parte, compara dos grupos de pacientes con orinas positivas o negativas a cannabis y observa que no existen diferencias en la sintomatología que presentan ambos grupos, concluyendo que la psicosis cannábica no tiene entidad clínica propia.

En los primeros años del siglo XXI, se observa que, mientras en los estudios clínicos con pacientes se mantiene la opinión de que la psicosis cannábica existe, llegándose incluso a proponer alternativas terapéuticas,[265-269] en los estudios de revisión de la bibliografía se sigue negando la existencia de tal trastorno.[270-273]

2.8.3. RELACIÓN ENTRE CANNABIS Y PSICOSIS: HISTORIA FAMILIAR Y GENÉTICA

La presencia de antecedentes familiares de trastorno mental grave se ha señalado como ejemplo de vulnerabilidad genética.[274] Sin embargo, un artículo reciente de Proal y cols.[275] concluyó que los pacientes que desarrollaban esquizofrenia tras consumo de cannabis en la adolescencia, presentaban la misma historia familiar de esquizofrenia que los pacientes sin consumo de la sustancia.

A nivel genético se han realizado múltiples estudios que intentan explicar la relación cannabis-psicosis. Los más extendidos tienen que ver con la COMT (catecol-O-metiltransferasa), una proteína responsable de la degradación de varios neurotransmisores, incluida la dopamina.[276] Un polimorfismo funcional en la posición 158 de su cadena de nucleótidos (guanina→adenina) determina un cambio en la cadena de aminoácidos en la proteína (valina→metionina). Esto da lugar a tres configuraciones proteicas posibles (Val-Val/Val-Met/Met-Met). La proteína configurada como "Val" metaboliza con mayor rapidez la dopamina, de tal manera que los sujetos con este alelo tienen menores concentraciones de dopamina en la corteza prefrontal y mayores en la vía mesolímbica.[277]

Estas alteraciones, junto con el consumo de cannabis y su relación con las concentraciones de dopamina, podrían explicar la aparición de síntomas psicóticos por la potenciación de ambas. Este efecto, sin embargo, se ha observado solo cuando se inicia el consumo antes de los 18 años.[276] A partir de estos datos, se ha sugerido la existencia de un "gen ambiental x" que interaccionaría entre el genotipo COMT y el consumo de cannabis, dando lugar a un aumento del riesgo de esquizofrenia[274] y que estaría presente solo en estos pacientes genéticamente más sensibles a los efectos de la sustancia, lo que explicaría que la gran mayoría de sujetos consumidores de cannabis no desarrollen psicosis.[138] Otros estudios genéticos observan una asociación de la psicosis con un polimorfismo del gen que codifica el receptor CB1.[278]

2.8.4. EL CANNABIS COMO FACTOR DE RIESGO DE PSICOSIS

La intoxicación por cannabis se ha relacionado con la presencia de ideas delirantes y alucinaciones auditivas y visuales de carácter transitorio, en lo que muchos autores consideran un tipo de alucinosis.[211] Otros trabajos más clásicos avalan también la presencia de alteraciones sensoperceptivas en contexto de intoxicación.[279]

Teniendo en cuenta las propiedades del cannabis para inducir síntomas similares a los observados en las psicosis, y su alta frecuencia de consumo en la población joven, no es sorprendente la publicación de un número importante de trabajos procedente de estudios de cohortes que intentan esclarecer la existencia de una probable relación causal entre consumo de cannabis y el desarrollo de psicosis crónica.

El trabajo pionero, como ya hemos señalado, fue publicado en Lancet en 1987 por Andreasson y cols.,[260] que fueron los primeros en sugerir que dicho consumo podría ser un factor etiológico de la esquizofrenia. Los autores concluyeron que el consumo de cannabis puede ser un factor estresante que precipita la esquizofrenia en sujetos vulnerables y que a los 15 años de iniciado su consumo, la probabilidad de sufrir esquizofrenia era hasta 52 veces mayor.

Varios estudios posteriores, tomando en consideración algunos indicadores de vulnerabilidad como los antecedentes familiares o la presencia de síntomas prodrómicos, afirman que el consumo de cannabis implica mayor riesgo de producir esquizofrenia en los pacientes que presentan estos indicadores, en comparación con los sujetos sin dichos factores de vulnerabilidad,[280-282] aunque no todos los estudios obtienen diferencias, por ejemplo, en la historia familiar.[275]

En un estudio de cohortes en Nueva Zelanda, se demostró una asociación entre el consumo de cannabis a los 15 años de edad y los síntomas de esquizofrenia a los 26 años. Cuando se ajustaba la carga genética para la psicosis a los 11 años de edad, esta asociación continuaba siendo significativa.[283]

Con respecto a la cuestión del orden temporal, varios estudios concluyen que un determinado consumo de cannabis a una edad precoz (adolescencia temprana) aumenta el riesgo de desarrollar psicosis posteriormente,[283,284] postulando que el cannabis interactuaría con los sistemas endocannabinoides que están implicados en el neurodesarrollo, produciendo alteraciones similares a las encontradas en la esquizofrenia en las vías dopaminérgicas.

En un metaanálisis de todos los estudios prospectivos que analizan si esta asociación se debe al azar[285] se concluye que la estimación agrupada para el desarrollo de la psicosis asociada al consumo de cannabis es una odds ratio (OR) de 2,1 (IC del 95%: 1,7-2,5; p=0,54), no explicable por factores de confusión. Los resultados de este metaanálisis muestran que la asociación entre el cannabis y la evolución posterior de la psicosis es coherente, y que, aunque un riesgo relativo de aproximadamente 2,0 no sea un tamaño de efecto demasiado grande, dado que el consumo de cannabis es sumamente prevalente entre la gente joven (grupo de edad con mayor riesgo para la psicosis), esto lo convierte en un hallazgo muy importante. Todos los estudios concluyen que es poco probable que la asociación entre cannabis y psicosis se deba en su totalidad a factores de confusión. Señalan eso sí, que no se puede excluir por completo que exista cierto sesgo relacionado con factores que no se han evaluado en los estudios observacionales.

Otros autores señalan la posibilidad de que la asociación se pueda explicar mediante causabilidad inversa.[286] Esta posibilidad hace referencia al hecho de que los sujetos con marcadores de vulnerabilidad para la psicosis, como ansiedad social o expresiones más leves de fenómenos de tipo psicótico, pueden tener una mayor probabilidad de empezar a consumir cannabis como forma de automedicar su malestar. Esta es una hipótesis viable y debería analizarse antes de concluir que el cannabis contribuye de modo causal al riesgo de desarrollar psicosis.

Tanto la hipótesis de la automedicación como la hipótesis causal pueden ser ciertas. De hecho, no es excepcional que exista una relación bidireccional entre un factor de riesgo y una patología en los trastornos psiquiátricos como puede ser una enfermedad psicótica.[286]

2.8.5. INFLUENCIA DEL CANNABIS EN EL PRONÓSTICO DE LAS PSICOSIS

En la última década ha habido un interés creciente respecto a la relación entre el consumo prolongado de cannabis y el pronóstico de las psicosis.

Por un lado, el cannabis es la droga que con más frecuencia se asocia a la transición de un trastorno psicótico inducido a una esquizofrenia,[152] existiendo muy pocos estudios sobre su relación con otras psicosis crónicas como las psicosis afectivas,[200] que llegan a conclusiones similares.

Se ha objetivado una menor edad de debut de la psicosis en consumidores de cannabis,[287-290] aunque no todos los estudios corroboran este hallazgo probablemente por las diferencias metodológicas entre ellos, con tamaños muestrales muy dispares.[60,291,292]

Uno de los trabajos más interesantes, publicado por Veen y cols.,[293] concluye que el primer episodio psicótico puede presentarse hasta 7 años antes en los consumidores de cannabis aunque cuando se valoraban otros aspectos clínicos de la psicosis, distintos de los síntomas positivos, no se observaba ese inicio más precoz. Trabajos posteriores tienden a confirmar ese adelanto de la edad de inicio.[54,55]

Por otra parte, el consumo de cannabis se asocia a un incremento del número de ingresos por psicosis, siendo este riesgo mayor que para otras sustancias.[294]

Además, el consumo de cannabis es un factor de riesgo establecido para las recaídas en pacientes con esquizofrenia ya que empeora el cumplimiento terapéutico.[19] Al ajustar estadísticamente el efecto por dicho incumplimiento, continúa observándose un incremento del riesgo de recaídas, posiblemente por las consecuencias del consumo sobre el sistema dopaminérgico,[21,295] que contribuiría a la reagudización sintomática.

Así, algunos autores han señalado que cuando existe un buen cumplimiento terapéutico, el efecto del cannabis sobre las recaídas es más destacado aún. En un seguimiento entre 4 y 5 años de 82 pacientes con esquizofrenia, los dependientes a cannabis tenían un 15% más de recaídas y una media de supervivencia 7 meses inferior. Cuando se controlaba el efecto del incumplimiento del tratamiento, el consumo de cannabis aumentaba el riesgo de recaídas hasta 6 veces.[295]

En otro estudio de 4 años de seguimiento a 99 pacientes con esquizofrenia tras una recaída,[296] se observó que entre los cumplidores del tratamiento, el tiempo hasta la recaída era de 10 meses para los consumidores de drogas, frente a 37 meses en los no consumidores. En el subgrupo de los no cumplidores el efecto fue menos relevante, ya que el consumo acortó el tiempo hasta la siguiente recaída de 10 meses a 5.

2.9. PSICOSIS INDUCIDAS VS NO INDUCIDAS: CLÍNICA DIFERENCIAL

Un aspecto controvertido es si existen unas características clínicas diferenciales en los cuadros psicóticos inducidos por el consumo de sustancias, especialmente los debidos a cannabis, dado que se han realizado muy pocos estudios al respecto.[277]

Una parte importante de los consumidores no llega a completar un periodo de abstinencia suficiente como para poder conocer el peso del cannabis en el cuadro psicótico y sus manifestaciones clínicas,[297] existiendo una tendencia en los estudios a no diferenciar adecuadamente la psicosis inducida del inicio de cuadros como una esquizofrenia o incluso realizando la exclusión de los sujetos diagnosticados de trastorno psicótico inducido.

Trabajos clásicos señalaban la presencia de más hostilidad, conductas bizarras y menos alteraciones del pensamiento que en la esquizofrenia, con una rápida respuesta a los antipsicóticos[254] o más síntomas compatibles con hipomanía y menos alucinaciones auditivas.[252]

Trabajos más recientes indican que la psicosis inducida por cannabis afecta más a los varones, predominando, a nivel sintomático, el humor expansivo, los síntomas de despersonalización, las alucinaciones visuales y los síntomas confusionales en comparación con la esquizofrenia.[298] Además, en las psicosis inducidas por cannabis se objetiva mayor presencia del trastorno antisocial de personalidad frente a la mayor presencia de trastorno esquizoide en la esquizofrenia. Sin embargo, en la práctica habitual es difícil la diferenciación clínica, y con frecuencia las psicosis en consumidores de cannabis son indistinguibles del resto.

Un tema controvertido hace referencia a si en los pacientes con psicosis inducidas por sustancias en general y por cannabis en particular se observa menor frecuencia de síntomas psicóticos negativos. Numerosos trabajos apuntan a una menor presencia de estos entre los consumidores de sustancias.[292]

En este sentido, varios metaanálisis confirman la menor presencia de síntomas negativos en las psicosis inducidas por sustancias,[299,300] aunque no pueden establecer conclusiones sobre el tipo de relación, es decir, si el consumo alivia los síntomas negativos o, si por el contrario, son los pacientes con mejor funcionamiento psicosocial y mayores habilidades sociales los que se implican más en el consumo.

A día de hoy, las características que ayudan más a diferenciar una psicosis relacionada con el consumo de una esquizofrenia son los antecedentes familiares de drogodependencias[301] o la personalidad previa[298] más que las características clínicas.

Por lo tanto, no disponemos en la actualidad de evidencias sólidas que apoyen que existan características clínicas diferenciales entre las psicosis inducidas y las no inducidas.

2.10. FACTORES RELACIONADOS CON LA TRANSICIÓN A TRASTORNO MENTAL GRAVE

El Trastorno Mental Grave (TMG) engloba diversos diagnósticos psiquiátricos persistentes en el tiempo,[128] que conllevan graves dificultades en el funcionamiento personal y social como consecuencia de la enfermedad, reduciendo la calidad de vida de la persona afectada.

Existen diversas formas de definir lo que se considera un Trastorno Mental Grave. En este estudio se ha utilizado la de mayor consenso en la bibliografía,[128,302] que contempla tres dimensiones: diagnóstico clínico, duración del trastorno (cronicidad) y nivel de discapacidad social, familiar y laboral de la persona afectada.

Respecto a los diagnósticos clínicos, la bibliografía considera los siguientes, según criterios de CIE-10:[95]

- Trastornos esquizofrénicos (F20.x)
- Trastorno esquizotípico (F21)
- Trastornos delirantes persistentes (F22)
- Trastornos delirantes inducidos (F24)
- Trastornos esquizoafectivos (F25)
- Otros trastornos psicóticos no orgánicos (F28 y F29)
- Trastorno bipolar (F31.x)
- Episodio depresivo grave con síntomas psicóticos (F32.3)
- Trastornos depresivos graves recurrentes (F33)
- Trastorno obsesivo compulsivo (F42)

En este estudio, se ha contemplado la transición, desde un primer episodio psicótico inducido por sustancias o no inducido, a Esquizofrenia, T. de Ideas Delirantes Persistentes, T. Esquizoafectivo y T. Bipolar, por su especial frecuencia, por formar parte del espectro psicótico y por el alto nivel de discapacidad que generan.

Los criterios diagnósticos según CIE-10, están detallados en los Anexos (10.1.-10.4).

La comprensión y predictibilidad de la evolución tras un primer episodio psicótico a un trastorno mental grave y crónico ha provocado un enorme interés en la comunidad científica internacional, especialmente en lo que respecta a las psicosis inducidas por sustancias, por la necesidad de identificar qué papel desempeña el consumo de sustancias psicoactivas en el debut de un trastorno crónico del espectro psicótico.

También existe controversia en los estudios de episodios psicóticos no relacionados con sustancias por la necesidad de identificar aquellos casos de Trastorno Mental Grave que requerirán tratamiento y abordaje específico en los primeros momentos de la evolución, en relación a una adecuada prevención secundaria y terciaria.

Sin embargo, existen múltiples dificultades para establecer un diagnóstico de Trastorno Mental Grave del espectro psicótico en las fases iniciales de la enfermedad, tal y como han señalado autores como Drake.[303] Estas dificultades se ven aumentadas cuando los primeros episodios están en relación con el consumo de alcohol u otras sustancias.[8]

Además, la mayoría de los estudios longitudinales que analizan el cambio de diagnóstico se han centrado en poblaciones con primeros episodios no relacionados con sustancias.[146,304]

Por lo tanto, a pesar de que varios estudios han establecido de forma inequívoca la capacidad de ciertas drogas como el cannabis de desencadenar una psicosis,[125,281,305] la cantidad de estudios longitudinales que valoren a largo plazo la estabilidad diagnóstica de estos cuadros sigue siendo escasa en comparación con las psicosis primarias.

Por otro lado, un cambio de diagnóstico desde una psicosis inducida a una psicosis primaria puede reflejar la propia evolución de la enfermedad, la disponibilidad de nueva información y datos clínicos sobre el inicio y la evolución posterior o el uso de métodos diagnósticos más fiables, tal y como señala Schwartz.[146]

En la actualidad se acepta que la psicosis aguda inducida puede dar lugar a un cuadro similar a la esquizofrenia, pero único y aislado en la evolución a largo plazo[306,307] o que por otro lado, el uso de sustancias precipite el inicio de un trastorno psicótico crónico.[308]

Sin embargo, el principal problema es que, atendiendo a la evidencia disponible, nuestra capacidad de predecir una evolución u otra es muy limitada.

Un aspecto importante, si consideramos la evolución de la psicosis como "episódica", es el origen de las recaídas y su relación con la transición diagnóstica a trastorno mental grave, es decir cómo los episodios reiterados pueden desembocar en diagnósticos finales de psicosis crónica. Las recaídas, entre varios factores, se suelen asociar a la ausencia de adherencia a la medicación antipsicótica y al uso de sustancias psicoactivas.[309]

La identificación de las causas de las recaídas está relacionada con la prevención secundaria y terciaria. Se ha objetivado cómo, a nivel neurobiológico, el deterioro cognitivo se instala en los cinco primeros años de la enfermedad, manteniéndose estable a lo largo del tiempo y existiendo un gran porcentaje de pacientes que evolucionan a la resistencia terapéutica.[310,311] Estos primeros años de la enfermedad han sido denominados "periodo crítico" por varios autores.[312] Debido a este tipo de hallazgos, las intervenciones tempranas se consideran en la actualidad fundamentales para prevenir un peor pronóstico a largo plazo.

El tiempo de psicosis no tratada (DUP: Duration of untreated psychosis) y su relación con el deterioro posterior ha sido uno de los obstáculos en la prevención en la Psiquiatría actual. Se trata de un concepto aparecido a raíz de un estudio publicado por Falloon en el que se concluye que a mayor duración del DUP peor pronóstico, tanto clínico como funcional y evolutivo.[313] Incluso ciertos estudios sitúan al DUP como factor pronóstico independiente.[314]

Se comenzó a considerar la hipótesis neurodegenerativa de la psicosis,[315] que postulaba que la presencia en el tiempo de la enfermedad producía un efecto "tóxico" a nivel cerebral y dificultaba seriamente la recuperación posterior. Sin embargo, estudios prospectivos correlacionan las recaídas en mayor medida con el abandono de tratamiento y con el uso de sustancias psicoactivas, en lugar del DUP.[309]

La tendencia actual de actuar de forma intensiva en las primeras fases de la enfermedad tiene que ver, entre otros factores, con evitar la refractariedad en los pacientes con psicosis.

Los pacientes con psicosis refractaria presentan una enfermedad mental grave con una serie de características comunes,[316] como son el incumplimiento terapéutico reiterado, las frecuentes descompensaciones de la enfermedad e importantes necesidades de contención terapéutica que no pueden ser asumidas por los dispositivos asistenciales ya existentes.

Se ha propuesto una definición de psicosis refractaria[317] basada en 3 aspectos: Resistencia terapéutica, persistencia de los síntomas y pérdida de funcionalidad psicosocial.

La dificultad de manejo clínico que suponen estos pacientes y su inestabilidad, así como la precariedad psicosocial habitual en este grupo de población,[318] hacen muy frecuentes las hospitalizaciones en régimen de "puerta giratoria".

La consecuencia inmediata de esto es el alto consumo de recursos sanitarios. Así, por ejemplo, el 40% de los pacientes con esquizofrenia refractaria suponen el 97% del gasto sanitario de la enfermedad.[319]

Por otra parte, el mayor consumo de sustancias observado en estos pacientes[64] se puede considerar tanto causa como consecuencia de la refractariedad al tratamiento, dándose con importante frecuencia la asociación entre trastornos psicóticos y consumo de sustancias psicoactivas.[320-323]

Así mismo, el uso de sustancias psicoactivas podría producir un aumento del deterioro cognitivo de por sí ya afectado por el curso de la propia enfermedad.[324]

2.10.1. DISCONTINUACIÓN DEL TRATAMIENTO ANTIPSICÓTICO TRAS UN PRIMER EPISODIO

Entre los factores asociados a una peor evolución tras un primer episodio hemos nombrado el consumo de sustancias y el abandono de tratamiento.[309]

En condiciones reales, propias de la práctica clínica, un importante número de pacientes interrumpirán el tratamiento antipsicótico tras la remisión sintomática del primer episodio, lo que se ha relacionado con el riesgo de recaídas y menor porcentaje de recuperación funcional.[325] En un estudio de Robinson y cols.[326] de 104 pacientes con un primer episodio de esquizofrenia y trastorno esquizoafectivo, se objetivó que en los pacientes en los que se interrumpía el tratamiento antipsicótico en los 5 primeros años tras el debut, recaían hasta 5 veces más que aquellos que continuaban con tratamiento. Varios estudios posteriores confirman estos resultados, concluyéndose en muchos de ellos que la discontinuación del tratamiento no presentaba ventajas.[327-330]

La controversia es evidente si tenemos en cuenta que las guías terapéuticas,[331,332] recomiendan mínimo un año de tratamiento, existiendo poco consenso en el tiempo de completo de tratamiento a partir de ese tiempo.

Incluso un estudio publicado en el año 2013,[333] con seguimiento a 7 años tras el debut atribuía mejor funcionalidad a los pacientes en los que daba discontinuación en el tratamiento, no objetivándose diferencias en cuanto a la remisión sintomática entre los que recibían tratamiento y los que no. Sin embargo, existen pocos estudios que repliquen este resultado.

Hoy en día lo más aceptado es que las consecuencias del abandono de tratamiento, son el aumento en el porcentaje de recaídas y la probabilidad de desarrollar resistencias terapéuticas al final de la evolución, cuando esté ya instaurada una psicosis crónica.

2.10.2. ESTRATEGIAS DE TRATAMIENTO EN TRASTORNO MENTAL GRAVE: COMBINACIÓN DE ANTIPSICÓTICOS

Uno de los hechos más descritos en la bibliografía sobre las psicosis, se refiere a la presencia de un porcentaje importante de pacientes con politerapia antipsicótica (combinación de dos o más antipsicóticos) especialmente tras múltiples recaídas.

En este sentido, se considera a la esquizofrenia y otros trastornos psicóticos relacionados como trastornos de respuesta terapéutica subóptima.[334] Teniendo en cuenta este hecho y la ausencia de fármacos no dopaminérgicos que permitan otras dianas terapéuticas, se podría explicar que el porcentaje de pacientes con psicosis crónicas y politerapia oscile entre el 7 y el 50% según las series[335,336] con alguna evidencia de aumento en los últimos años.[337]

La prescripción de antipsicóticos está extendida en psiquiatría y en muchos casos se administran como combinación de fármacos de la misma familia.[338] Esta estrategia deriva de la co-prescripción con otros fármacos o de la combinación de un antipsicótico con otro y es habitual en todas las indicaciones mayores, no solo en la esquizofrenia sino en los trastornos afectivos y el trastorno obsesivo-compulsivo.

Ni los ensayos clínicos financiados por la industria farmacéutica ni los estudios independientes han desarrollado suficientes investigaciones sobre la administración de antipsicóticos combinados con otros fármacos. La industria farmacéutica efectúa la mayoría de ensayos sobre monoterapia, y cuando se utilizan combinaciones los objetivos son variables. Sin embargo, en la práctica se utilizan combinaciones con tanta frecuencia o más que la monoterapia.[339] Se considera que la monoterapia con frecuencia no produce una respuesta adecuada, lo que implica la percepción de ineficacia en un gran número de casos.

Además, varios autores observan que a medida que el paciente presenta varios episodios psicóticos, la respuesta terapéutica a los antipsicóticos puede tardar más en presentarse[339] o darse de manera parcial, dificultando como es lógico la recuperación para llegar a niveles de funcionamiento premórbidos.

Sin embargo varias publicaciones ponen especial énfasis en la ausencia clara de eficacia de la politerapia, así como su efecto negativo sobre la adherencia al tratamiento farmacológico[340] advirtiendo que la tendencia es además en estos casos, al uso de mayores dosis de antipsicótico,[341,342] con un balance riesgo/beneficio no definitivo para la extensión de esta práctica tanto a nivel clínico como económico.[338]

A pesar de la falta de evidencia, esta práctica se sigue llevando a cabo por varias razones como la persistencia de síntomas psicóticos positivos,[343] la agitación psicomotriz o el intento de minimizar efectos secundarios reduciendo la dosis del antipsicótico principal y añadiendo otro con distinto perfil receptorial para evitar recaídas.[344]

En un estudio sobre el uso de olanzapina en episodios maniacos[345] se concluyó que, de 2.004 pacientes, el 33,6% fueron tratados con olanzapina en monoterapia y el 66,4% la recibió en combinación con otros antipsicóticos, anticonvulsivos y/o litio. Este estudio observacional a nivel europeo, concluyó que los médicos preferían las combinaciones en los pacientes en estado más grave, en los cicladores rápidos y en los que ya recibían tratamiento con estabilizadores del humor.

En otro estudio sobre tratamiento en varios hospitales de Alemania, Suiza y Austria se objetivó que los pacientes con manía recibían como media alrededor de tres fármacos cada uno.[346] El razonamiento en que se basa la combinación de fármacos en la manía es impreciso, y se apoya en la hipótesis de que los fármacos de diferente mecanismo de acción pueden actuar de forma sinérgica en lo que respecta a la eficacia.

Por otro lado, la utilización de más de un antipsicótico en la esquizofrenia es muy frecuente. Las estimaciones en Estados Unidos sugieren que al 33% de pacientes se les prescribirá dos antipsicóticos a lo largo de la evolución y casi al 10% hasta tres fármacos de forma simultánea.[347] También es habitual la co-prescripción de otros fármacos no antipsicóticos, de tal manera que las recomendaciones terapéuticas en pacientes con esquizofrenia que obtienen una respuesta insuficiente implican la combinación terapéutica con antipsicóticos atípicos inyectables a largo plazo o el valproato.[348]

En estudios europeos este mismo fenómeno se da en el 20% de pacientes con esquizofrenia.[349,350]

El porcentaje es mayor en el tratamiento hospitalario de los episodios psicóticos, ya que un problema concreto en los servicios hospitalarios parece ser la adición de dosis o combinaciones opcionales "según las necesidades".[351] Por consiguiente, los antipsicóticos tienen tendencia a combinarse demasiado precozmente en el tratamiento agudo antes de que pueda establecerse una respuesta suficiente a pesar de la escasa evidencia de eficacia que la respalda.

Con el fin de esclarecer el efecto de la combinación de antipsicóticos, se realizó una revisión sistemática de 19 estudios aleatorizados,[352] casi todos doble ciego con una duración media del ensayo de 12 semanas. La odds ratio combinada apreció un ligero efecto que favorecía al tratamiento de combinación, tanto en lo que respecta a la respuesta definida para cada estudio como al número total de abandonos por cualquier razón. Por lo tanto, aunque el balance de un efecto es positivo, los resultados fueron muy heterogéneos ya que se incluyeron diferentes combinaciones con estrategias muy diferentes.

Los efectos positivos parecen asociarse a los estudios en los que las combinaciones se iniciaron desde el principio del tratamiento, con las combinaciones de clozapina (no con otros antipsicóticos) y con una duración del ensayo de más de 10 semanas. Los efectos positivos de la combinación de antipsicóticos ya se habían asociado a una mayor duración del ensayo en estudios de metaanálisis.[353]

En conjunto, las pruebas no son concluyentes y serían necesarios estudios bien diseñados que definieran mejor las poblaciones de pacientes, con un mayor tamaño de la muestra y con una duración más prolongada.

3. OBJETIVOS

3. OBJETIVOS

3.1. MARCO ESTRATÉGICO

Por todo lo referido, se hacen necesarios estudios longitudinales que analicen la evolución de los pacientes que debutan con un primer episodio psicótico, con el objetivo de identificar factores tanto a favor como en contra del establecimiento de un Trastorno Mental Grave a medio-largo plazo.

En este sentido, consideramos de importancia identificar si los pacientes que debutan con una psicosis inducida presentan diferencias tanto en la clínica de inicio como en la evolución respecto a los pacientes con psicosis de inicio no inducida.

Además, resultaría de interés objetivar si hay diferencias entre ambos grupos en lo que respecta a factores como el número de reingresos, el tiempo hasta el reingreso, y dosis de antipsicóticos pautados.

En conclusión, la importancia de la prevención secundaria en Salud Mental está tomando en la actualidad una especial relevancia, lo que lleva al clínico a intentar dar un pronóstico adecuado y a la realización de abordajes terapéuticos eficaces que permitan una intervención temprana que mejore el pronóstico de los pacientes que debutan con un primer episodio psicótico.

3.2. OBJETIVO GENERAL

Evaluar la transición a trastorno mental grave en pacientes hospitalizados por un primer episodio de psicosis aguda inducida por sustancias y no inducida, en los 5 años posteriores al debut así como los factores sociodemográficos, clínicos y en relación al consumo de sustancias que puedan predecir el cambio diagnóstico.

3.3. OBJETIVOS ESPECÍFICOS

1. Analizar si hay diferencias en la población de primeros episodios psicóticos inducidos y no inducidos por sustancias.

2. Analizar si existe asociación entre el consumo de los distintos tipos de sustancias y la clínica del episodio para intentar identificar síntomas propios de las psicosis inducidas respecto a las psicosis primarias.

3. Analizar si hay diferencias en la población de primeros episodios con reingresos en el tiempo de seguimiento y evaluar las variables asociadas de forma predictiva a los reingresos.

4. Evaluar la discontinuación en el tratamiento antipsicótico entre pacientes que no reingresan, a los 2 y a los 5 años tras el primer episodio psicótico.

5. Analizar si hay diferencias en la población de primeros episodios que presentan transición a trastorno mental grave y la estabilidad diagnóstica entre los 2 y los 5 años de los distintos diagnósticos de trastorno mental grave obtenidos en el seguimiento.

4. MATERIAL Y MÉTODOS

4. MATERIAL Y MÉTODOS

4.1. TIPO DE DISEÑO

Se trata de un estudio de cohortes, de carácter longitudinal retrospectivo.

4.2. SUJETOS DEL ESTUDIO

Todos los pacientes que ingresan en la Unidad de Internamiento Breve de Psiquiatría del Complejo Hospitalario Universitario de Gran Canaria Dr. Negrín (Las Palmas de Gran Canaria), adscritos al área norte de salud de la provincia de Las Palmas, con una población asignada en el año 2014 de 334.513 habitantes (mayores de 16 años de edad)[354] entre los años 2000 y 2009, ambos inclusive, por presentar un primer episodio psicótico agudo en su evolución, y que al alta son diagnosticados de "Episodio Psicótico inducido por sustancias" o "Episodio Psicótico Agudo" no inducido con sustancias, según criterios CIE-9-MC.[132]

4.3. CRITERIOS DE EXCLUSIÓN

-Pacientes con diagnóstico comórbido de Retraso Mental.

-Pacientes con diagnóstico al alta de "Episodio Psicótico Agudo" no inducido con sustancias, pero que presentaban analítica positiva al ingreso para sustancias inductoras de síntomas psicóticos como cannabis, cocaína o anfetaminas.

-Pacientes con debut psicótico previo al año 2000.

-Pacientes con diagnóstico previo de cualquier tipo de Psicosis crónica (Trastorno Mental Grave): cualquier subtipo de Esquizofrenia, Trastorno Bipolar, Trastorno Esquizoafectivo y Trastornos de Ideas Delirantes, según criterios CIE-9-MC.[132]

4.4. POBLACIÓN DE ESTUDIO

La población de estudio está compuesta por la totalidad de pacientes que ingresaron entre los años 2000 y 2009 (ambos inclusive) en la Unidad de Internamiento Breve del Complejo Hospitalario Universitario de Gran Canaria Dr. Negrín y que cumplían los criterios de inclusión.

4.5. PROCEDIMIENTO

Se recopilan los informes clínicos de alta de todos los pacientes ingresados con los diagnósticos de "Episodio Psicótico inducido por sustancias" y "Episodio Psicótico Agudo", según criterios CIE-9-MC,[132] codificados por Conjunto Mínimo Básico de Datos (CMBD) del Servicio Canario de Salud, entre los años 2000 y 2009, ambos inclusive, a través de la Historia Clínica Electrónica (plataforma DRAGO) y de la base de datos del servicio de Psiquiatría.

En el informe de alta del primer ingreso se obtiene información clínica y sociodemográfica, así como información referida a antecedentes familiares del paciente.

Se recoge información de la evolución de cada paciente durante los 5 primeros años tras el primer episodio:

-Respecto al seguimiento ambulatorio a través del apartado "Actos Clínicos" de la plataforma DRAGO se objetiva si el paciente ha continuado acudiendo a los dispositivos ambulatorios en los 5 primeros años tras el primer episodio.

-Si han existido reingresos hospitalarios por sintomatología psicótica (reagudización) en los 5 primeros años, se obtiene información de los informes de alta hospitalaria respectivos a través del programa, obteniendo la información necesaria para las variables incluidas en el estudio.

-Si no han existido reingresos hospitalarios, se revisan las historias clínicas de los dispositivos ambulatorios para recoger información de seguimiento, obteniendo la información necesaria para las variables incluidas en el estudio en dos puntos de corte transversales: a los dos y a los cinco años desde el primer episodio.

-Se revisa el diagnóstico a los dos y cinco años tras el primer episodio, objetivándose si ha existido transición a Trastorno Mental Grave.

Todo el trabajo de campo de este estudio ha sido llevado a cabo por el investigador principal, recogiéndose todos los datos mediante un cuestionario diseñado "ad hoc" para este estudio (Ver Anexo 10.5: Ficha de registro datos).

4.6. VARIABLES DE ESTUDIO

Los datos de los pacientes recogidos en este estudio se registraron de forma anónima y disociada, vinculándose a un código (número de registro) de manera que únicamente el investigador puede asociar tales datos a una persona identificada o identificable. Esto garantiza la confidencialidad de los sujetos de estudio.

Las variables estudiadas y sus categorías son las siguientes:

4.6.1. Variables referidas al primer episodio psicótico

4.6.1.1. Variables sociodemográficas. Referidas al episodio índice (primer episodio psicótico en la evolución del paciente):

-**Edad.** Recogida en años.

-**Sexo.** Categorizado en hombre, mujer o sin especificar.

-**Estado civil.** Agrupado en las siguientes categorías: Soltero, casado/en pareja, divorciado/separado y viudo.

-**Nivel de estudios.** Agrupado en cinco categorías: analfabetismo, estudios primarios, estudios secundarios, estudios de bachillerato/COU y estudios universitarios.

4.6.1.2. Variables referidas a Antecedentes Familiares. Referidas al episodio índice:

-**Antecedentes Familiares de Trastorno Mental Grave (en familiares de primer orden).** Categorizado como sí o no.

-**Antecedentes Familiares de Trastornos Adictivos (en familiares de primer orden).** Categorizado como sí o no.

4.6.1.3. Variables clínicas. Primer episodio psicótico. Referidas al episodio índice y recogidas mediante el informe médico de alta tras hospitalización del primer episodio:

-**Diagnóstico inicial.** Según criterios CIE-9-MC.[132] Existen dos categorías para esta variable:

-**1. Episodio psicótico agudo inducido por sustancias.** Incluye los siguientes códigos CIE-9-MC:

(291.3) Trastorno psicótico con alucinaciones inducido por alcohol.

(291.5) Trastorno psicótico con delirios inducido por alcohol.

(291.89) Otro trastorno mental inducido por alcohol. Sólo si incluye psicosis.

(291.9) Trastornos mentales no especificados inducidos por alcohol. Manía alcohólica No Especificado de Otra Manera (NEOM), psicosis NEOM.

(292.1) Trastornos psicóticos inducidos por drogas:

(292.11) Trastorno psicótico inducido por drogas con delirios/Estado paranoide inducido por drogas.

(292.12) Trastorno psicótico inducido por drogas con alucinaciones/Estado alucinatorio inducido por drogas.

(292.89) Otro trastorno mental inducido por drogas. Sólo si incluye psicosis.

(292.9) Trastorno mental inducido por drogas y no especificado NEOM.

-2. Episodio psicótico agudo, no inducido por sustancias. Incluye los siguientes códigos CIE-9-MC:[132]

(295.4) Trastorno esquizofreniforme.

(296.0) Episodio maníaco único.

(296.2) Trastorno depresivo mayor, episodio único.

(298) Otras psicosis no orgánicas:

(298.0) Psicosis de tipo depresivo. Depresión reactiva psicótica. Psicosis depresivas psicógenas. Psicosis depresiva reactiva.

(298.1) Psicosis de tipo agitado. Agitación psicógena. Agitación reactiva. Psicosis histérica aguda.

(298.2) Confusión reactiva. Confusión psicógena. Estado crepuscular psicogénico.

(298.3) Reacción paranoide aguda. Bouffée delirante. Psicosis paranoide psicógena aguda.

(298.4) Psicosis paranoide psicógena. Psicosis paranoide reactiva prolongada.

(298.8) Otras psicosis y psicosis reactivas no especificadas NEOM.

(298.9) Psicosis no especificada NEOM. Psicosis atípica.

Fecha de alta. Primer episodio. Fecha de finalización del periodo de hospitalización del primer episodio psicótico. Recogida en formato dd/mm/aaaa.

Duración estancia hospitalaria. Primer episodio. Tiempo de hospitalización requerida en el primer episodio. Recogida en días.

Sustancia asociada. Primer episodio. Sustancias psicoactivas asociadas a la clínica psicótica en el episodio índice. Se recogió por la información de los informes de alta y la revisión de urianálisis a través de la historia clínica. En el caso de combinación de sustancias, sólo se consideraron aquellas combinaciones que incluían cannabis por su importancia en lo referido a la clínica psicótica. Si la combinación no incluía cannabis la sustancia asociada se clasificó en base a la sustancia prevalente en el hábito de consumo del paciente. Las categorías posibles son: cannabis, alcohol, cocaína, anfetaminas y alucinógenos, alcaloides de opio y sus derivados, combinación incluido cannabis y no sustancia asociada.

Síntomas psicóticos en el primer episodio: Ideación delirante. Referida a la presencia de delirios en el episodio índice. Se admitió la presencia simultánea de varios tipos de delirios según su contenido. Las categorías son: perjuicio/autorreferencial, control/influencia, megaloide, místico-religioso, erótico-sexual o erotomaniaco, filiación y nihilismo.

Síntomas psicóticos en el primer episodio: Alucinaciones. Referida a la presencia de alucinaciones en el episodio índice. Se admitió la presencia simultánea de varios tipos de alucinaciones según la esfera sensorial afectada.

Las categorías son: auditivas, visuales, olfativas, gustativas, cenestopáticas y desrealización/despersonalización (como experiencias sensoriales anómalas).

Síntomas en el primer episodio: Alteraciones afectivas. Referida a la presencia de alteraciones del afecto/ánimo en el episodio índice. Las categorías son: manía, depresión, angustia, disforia y eutimia.

Síntomas en el primer episodio: Alteración de la conciencia. Referida a la presencia de alteraciones de la conciencia en el episodio índice. Las categorías son dos: ausencia o presencia.

Síntomas psicóticos en el primer episodio: Síntomas negativos. Referida a la presencia de síntomas negativos de tipo esquizofrénico en el episodio índice. Las categorías son dos: ausencia o presencia.

4.6.1.4. Tipo y dosis de tratamiento antipsicótico. Primer episodio. Variables referidas al tipo y la dosis del antipsicótico utilizado en el primer episodio durante el ingreso hospitalario. El tipo de antipsicótico se clasificó en típico oral, atípico oral, típico inyectable de liberación prolongada (ILP), atípico ILP y combinación.

La dosis se ha agrupado en cuatro categorías de acuerdo a lo recogido en la Guía de Práctica Clínica sobre la Esquizofrenia y el Trastorno Psicótico incipiente del Ministerio de Sanidad de España[355] y la revisión sistemática canadiense de uso óptimo de antipsicóticos atípicos[356] para categorizar aquellos fármacos que no incluía la guía española.

Las categorías de la variable dosis son: Dosis infraterapéutica (habitualmente señaladas en las guías como dosis de inicio), dosis terapéutica, dosis alta (por encima de la dosificación máxima) y combinación de antipsicóticos (ambos como mínimo a dosis terapéuticas).

Las dosis están detalladas en las siguientes tablas:

Tabla V: Rango de dosis de antipsicóticos típicos (mg)*

Antipsicótico	**Dosis infraterapéutica**	**Dosis terapéutica**	**Dosis alta**[H]
Clorpromazina	<75	75-1000	>1000
Clotiapina	<120	120-360	>360
Haloperidol	<15	15-30	>30
Levomepromazina	<100	100-1000	>1000
Perfenazina	<12	12-24	>24
Periciazina	<75	75-300	>300
Pimozida	<2	2-20	>20
Sulpirida	<800	800mg-2,4gr	>2,4 gr
Trifluoperazina	<10	10-40	>40
Zuclopentixol, liberación prolongada, inyección intramuscular	<200/2-4 semanas	200-400/2-4 semanas	>400/2-4 semanas
Zuclopentixol, dihidrocloruro de	<30	30-150	>150

*: Guía de Práctica Clínica sobre la Esquizofrenia y el Trastorno Psicótico Incipiente.

[H]: Basada en la dosis máxima de ficha técnica del producto si no existiese otra recomendación.

Elaboración propia.

Tabla VI: Rango de dosis de antipsicóticos atípicos (mg)*

Antipsicótico	Dosis infraterapéutica	Dosis terapéutica	Dosis alta[H]
Amilsulprida	<400	400-1,2gr	>1,2gr
Aripiprazol	<10	15-30	>30
Asenapina[I]	<5	5-10	>10
Clozapina	<200	200-900	>900
Olanzapina	<5	5-20	>20
Paliperidona	<6	6-12	>12
Paliperidona, liberación prolongada, inyección intramuscular[I]	<39/mes	39-234/mes	>234/mes
Quetiapina	<300	300-750	>750
Quetiapina, Prolong[I]	<400	400-800	>800
Risperidona	<4	4-10	>10
Risperidona, liberación prolongada, inyección intramuscular[I]	<25/2 semanas	25-50/2 semanas	>50/2 semanas
Sertindol	<12	12-24	>24
Ziprasidona	<80	80-160	>160

* Fuente: Guía de Práctica Clínica sobre la Esquizofrenia y el Trastorno Psicótico Incipiente.

[H]: Basada en la dosis máxima de ficha técnica del producto si no existiese otra recomendación.

[I] Fuente: Canadian Agency for Drugs and Technologies in Health (CADTH). A Systematic Review of Combination and High Dose AAPs for Schizophrenia.

4.6.2. Variables de seguimiento

Las variables de seguimiento se han clasificado en 3 subcategorías:

4.6.2.1. Seguimiento de casos con reingresos. Con evaluación longitudinal retrospectiva de las variables asociadas hasta en 5 reingresos en el periodo analizado en este estudio (5 años posteriores al primer episodio).

Se evaluaron las siguientes variables:

Número de reingresos: Número de reingresos durante el tiempo de seguimiento. Hasta 5 reingresos.

Tiempo hasta el reingreso. Fecha de ingreso por una rehospitalización debido a reagudización de síntomas psicóticos en la evolución. Si no existiese reingreso la fecha coincidiría con la fecha de alta tras el primer episodio. Recogida en formato dd/mm/aaaa.

Sustancia asociada al reingreso. Sustancias psicoactivas asociadas a la clínica psicótica en las rehospitalizaciones. Se recogió por la información de los informes de alta y la revisión de urianálisis a través de la historia clínica. En el caso de combinación de sustancias, sólo se consideraron aquellas combinaciones que incluían cannabis por su importancia en lo referido a la clínica psicótica. Si la combinación no incluía cannabis la sustancia asociada se clasificó en base a la sustancia prevalente en el hábito de consumo del paciente. Las categorías posibles son: cannabis, alcohol, cocaína, anfetaminas y alucinógenos, alcaloides de opio y sus derivados, combinación incluido cannabis y no sustancia asociada.

Dosis de tratamiento en el reingreso. Referida a dosis del antipsicótico utilizado en los distintos reingresos. Se ha agrupado en cuatro categorías de manera similar a la dosis de tratamiento en el primer episodio psicótico.

4.6.2.2. Seguimiento de casos sin reingresos. Con evaluación transversal en dos puntos de corte dentro del periodo evaluado (a los 2 años y a los 5 años tras el primer episodio).

Se evaluaron las siguientes variables:

Dosis de tratamiento antipsicótico a los dos años, si no se han producido reingresos. Dosis de antipsicótico pautado si no existen rehospitalizaciones tras dos años de seguimiento. Sólo se recoge por tanto en aquellos pacientes que no han ingresado en ningún momento durante el periodo de seguimiento. La información es recogida revisando la historia clínica del paciente en el dispositivo ambulatorio de seguimiento que corresponda, en la fecha coincidente con los dos años tras el primer episodio psicótico. Se ha agrupado en cuatro categorías de manera similar a la dosis de tratamiento en el primer episodio psicótico.

Dosis de tratamiento antipsicótico a los cinco años, si no se han producido reingresos. Dosis de antipsicótico pautado si no existen rehospitalizaciones tras los cinco años de seguimiento. Sólo se recoge en aquellos pacientes que no han ingresado en ningún momento durante el periodo de seguimiento. La información es recogida revisando la historia clínica del paciente en el dispositivo ambulatorio de seguimiento que corresponda, en la fecha coincidente con los cinco años tras el primer episodio psicótico. Se ha agrupado en cuatro categorías de manera similar a la dosis de tratamiento en el primer episodio psicótico.

4.6.2.3. Seguimiento de la frecuencia de transición a Trastorno Mental Grave. En todos los casos del estudio, con evaluación transversal en dos puntos de corte dentro del periodo evaluado (a los 2 años y a los 5 años tras el primer episodio).

Se evaluaron las siguientes variables:

Diagnóstico a los dos años de seguimiento. Referida al diagnóstico a los dos años tras el primer episodio psicótico. Sólo se consideró la transición a Trastorno Mental Grave (Psicosis persistente). Si se había producido un cambio diagnóstico a otro tipo de trastorno, se consideró que no existían cambios. Se ha despreciado la "esquizofrenia latente" por no considerarse un trastorno mental grave ya plenamente desarrollado y Trastorno bipolar II por no tener características psicóticas. Los pacientes que se perdieron en el seguimiento se codificaron como datos perdidos.

Existen las siguientes categorías en esta variable:

-Esquizofrenia: Incluye los códigos CIE-9-MC: (295.0), (295.1), (295.2), (295.3), (295.6), (295.8) y (295.9).

-Trastorno Esquizoafectivo: Incluye el código CIE-9-MC (295.7).

-Trastorno Bipolar tipo I: Incluye los códigos CIE-9-MC: (296.1), (296.4), (296.5), (296.6), (296.7) y (296.8).

-Trastornos Delirantes: Incluye los códigos CIE-9-MC: (297.0), (297.1), (297.2) y (297.8).

-Sin cambio de diagnóstico. Referida a pacientes que mantienen seguimiento durante los dos años y no han presentado cambio diagnóstico. También se incluyen los pacientes dados de alta en este periodo por no existir sintomatología de repetición.

Diagnóstico a los cinco años de seguimiento. Referida al diagnóstico a los cinco años tras el primer episodio psicótico. Sólo se consideró la transición a Trastorno Mental Grave (Psicosis persistente). Si se había producido un cambio diagnóstico a otro tipo de trastorno, se consideró que no existían cambios. Las categorías y consideraciones respecto a esta variable fueron similares a la variable anterior (Diagnóstico a los dos años de seguimiento).

4.7. DATOS

4.7.1. Informatización de los datos

Se creó una base de datos específica para informatizar los datos y se utilizó el programa Google Drive y Excel. Para el análisis se creó otra base de datos en SPSS versión 22.0.

4.7.2. Depuración de los datos

Con el objetivo de obtener una información lo más correcta posible se efectuaron varias revisiones:

-Una vez completados las fichas de registro se revisaron los códigos de los pacientes para detectar posibles irregularidades o faltas de información.

-Se llevó a cabo una revisión exhaustiva de las fichas de registro antes de informatizarlas.

-Se realizó un último control de los datos, antes de iniciar el análisis estadístico, mediante un listado por escrito de las variables estudiadas para detectar valores perdidos o imposibles.

4.7.3. Análisis estadístico

Para realizar el análisis estadístico de los datos se utilizó el programa SPSS en la versión 22.0 para Windows (Copyright © 2014, SPSS Inc. Illinois, USA). El nivel de significación estadística se estableció para una α=0.05.

Desde el punto de vista descriptivo, las variables cuantitativas fueron tratadas analizando los índices de centralización y dispersión: media aritmética, desviación típica, así como el intervalo de confianza al 95%. Las variables cualitativas se trataron analizando la frecuencia absoluta de la aparición de cada una de las categorías así como las frecuencias relativas. Una vez comprobada la normalidad de las variables con el test de Kolmogorov Smirnoff, se aplicó el test de chi cuadrado y la corrección de Fisher en caso de que fuera necesario para testar las asociaciones entre las variables cualitativas y en el caso de datos apareados, el test de McNemar. Para comparar las diferencias de medias se utilizó la t de Student si las variables seguían una distribución normal; si no era así, se utilizó la U de Mann Whitney.

Se construyeron tres modelos de Regresión Logística para analizar los factores que determinan la probabilidad de que se produzcan reingresos, así como la transición a trastorno mental grave a los dos y a los cinco años.

La estimación de un modelo de regresión logística proporciona los odds-ratio que, en nuestro caso, constituyen un estimador de magnitud de riesgo relativo de transición al trastorno mental grave y de reingresar en el tiempo de seguimiento. Para establecer dicho pronóstico se fijo un punto de corte del 0,50.

En el primer modelo de regresión logística la variable dependiente fue el hecho de reingresar en el tiempo de seguimiento, variable dicotómica que sólo puede tomar los valores 0 ó 1. Las variables independientes incluidas en el modelo se detallan a continuación, y toman el valor 1 si se tiene la condición referida y el valor 0 si no se tiene. Todas son relativas al primer episodio psicótico:

- Diagnóstico de debut: Psicosis inducida (1) y psicosis no inducida (0)
- Sexo: Hombre (1) o mujer (0)
- Edad: Mayor o igual de 30 años (1); o menor a esa edad (0)
- Estado civil: Estar soltero (soltero/separado/viudo); o no soltero
- Presencia de cannabis en el primer episodio psicótico
- Estancia hospitalaria: Más de 12 días (1); o igual o menos de 12 días (0)
- Adecuación terapéutica
- Delirio de control-influencia
- Delirio megaloide
- Delirio místico-religioso
- Delirio erotomaniaco
- Alucinaciones visuales
- Alucinaciones auditivas
- Alucinaciones cenestopáticas
- Desrealización/Despersonalización
- Afecto maniaco
- Afecto ansioso
- Afecto disfórico
- Afecto deprimido

En el segundo y tercer modelo de regresión logística la variable dependiente fue la transición a trastorno mental grave a los dos años y a los cinco años, variable dicotómica que sólo puede tomar los valores 0 ó 1. Las variables independientes incluidas en el modelo se detallan a continuación y también toman el valor 1 si se tiene la condición referida y el valor 0 si no se tiene. Todas son relativas al primer episodio psicótico, excepto la referida a los reingresos:

- Diagnóstico de debut: Psicosis inducida (1) y psicosis no inducida (0)
- Sexo: Hombre (1) o mujer (0)
- Edad: Menor de 30 años (1); o mayor o igual a esa edad (0)
- Estado civil: Estar soltero (soltero/separado/viudo); o no soltero

- Presencia de cannabis en el primer episodio psicótico
- Adecuación terapéutica
- Delirio de control-influencia
- Delirio megaloide
- Delirio místico-religioso
- Delirio erotomaniaco
- Alucinaciones visuales
- Alucinaciones auditivas
- Alucinaciones cenestopáticas
- Desrealización/Despersonalización
- Afecto maniaco
- Afecto ansioso
- Afecto disfórico
- Afecto deprimido
- Reingresos

4.8. FUNDAMENTOS ÉTICOS DEL ESTUDIO Y PROTECCIÓN DE LOS SUJETOS PARTICIPANTES

El estudio se llevó a cabo de acuerdo a los requerimientos expresados en la Declaración de Helsinki (revisión de Seúl, octubre de 2008) así como la legislación vigente en España la orden ministerial SAS/3470/2009, relativa a la realización de estudios observacionales.

El tratamiento, la comunicación y la cesión de los datos de carácter personal de todos los sujetos participantes se ajustó a lo dispuesto en la Ley Orgánica 15/1999, de 13 de diciembre, de protección de datos de carácter personal.

4.8.1. Evaluación beneficio-riesgo

El presente estudio no generó ningún riesgo al paciente, ya que su diseño observacional y retrospectivo no implicó intervención alguna en la práctica clínica habitual del médico ni por tanto obligó a la prescripción de ningún fármaco determinado, ni a realizar ningún procedimiento diagnóstico o terapéutico, se limitó a una recogida de datos procedente de la historia clínica. Se realizó una recogida de datos procedentes del pasado que en ningún caso podría alterar la práctica clínica habitual del investigador.

El beneficio que recibe el paciente se debe a las condiciones propias de su tratamiento, que es independiente del estudio, y que forma parte de la práctica habitual del médico que esta formando parte del presente estudio.

Los datos de los pacientes recogidos en este estudio se registraron de forma anónima y disociada, vinculándose a un código (número de registro) de manera que únicamente el investigador pudo asociar tales datos a una persona identificada o identificable.

El presente estudio al asegurar que el registro de los datos del paciente se hizo de forma anónima y disociada no requirió por tanto de solicitud de consentimiento informado. Además, al tratarse de un estudio retrospectivo por lo cual el paciente ya ha recibido el tratamiento en estudio, este no fue sometido a ningún riesgo o procedimiento adicional.

4.8.2. Confidencialidad de los datos

Con el fin de garantizar la confidencialidad de los datos del estudio, solo tuvieron acceso a los mismos, el investigador y su equipo de colaboradores.

Este estudio fue aprobado por el Comité de Ética del Complejo Hospitalario Universitario de Gran Canaria Dr. Negrín en Julio del año 2014, dentro del proyecto de investigación titulado "Evolución y clínica de la psicosis primaria y la psicosis tóxica:

Estudio longitudinal retrospectivo". (Ver Anexo 10.6.: Aprobación del Comité de Ética del Complejo Hospitalario Universitario de Gran Canaria Dr. Negrín. Julio del 2014)

5. RESULTADOS

5. RESULTADOS

5.1. DESCRIPCIÓN GENERAL DE LA POBLACIÓN ESTUDIADA

De los 342 pacientes seleccionados, la población estudiada se redujo a 282 tras aplicar los criterios de exclusión:

-14 pacientes fueron excluidos por presentar Retraso Mental.

-16 pacientes fueron excluidos tras objetivarse que el diagnóstico del primer episodio era de "Psicosis no inducida" pero presentaron positividad en el urianálisis para sustancias que se han relacionado con la aparición de psicosis como cannabis o cocaína, por lo que cumplirían criterios diagnósticos de "Psicosis inducida". Estos pacientes fueron excluidos para evitar recodificar el diagnóstico, lo que hubiera motivado un sesgo de selección.

-15 pacientes más fueron excluidos del estudio tras comprobar que en su evolución habían presentado previamente episodios psicóticos antes del año 2000.

-6 pacientes fueron excluidos por presentar diagnóstico previo de Trastorno Mental Grave.

-9 pacientes fueron excluidos por información médica insuficiente.

-Ningún paciente con los códigos "(296.0) Trastorno bipolar I, episodio maníaco único", ni "(296.2) Trastorno depresivo mayor, episodio único", presentaba episodios psicóticos de debut.

Hemos analizado un total de 282 pacientes hospitalizados entre los años 2000 y 2009, por un primer episodio psicótico, y un periodo de seguimiento que abarcó los 5 primeros años tras el primer ingreso.

En la siguiente figura, se observa la tendencia anual de todos los casos de primeros episodios ingresados en nuestra unidad entre los años 2000 y 2009.

Figura 3: Tendencia anual de debut psicóticos (%)

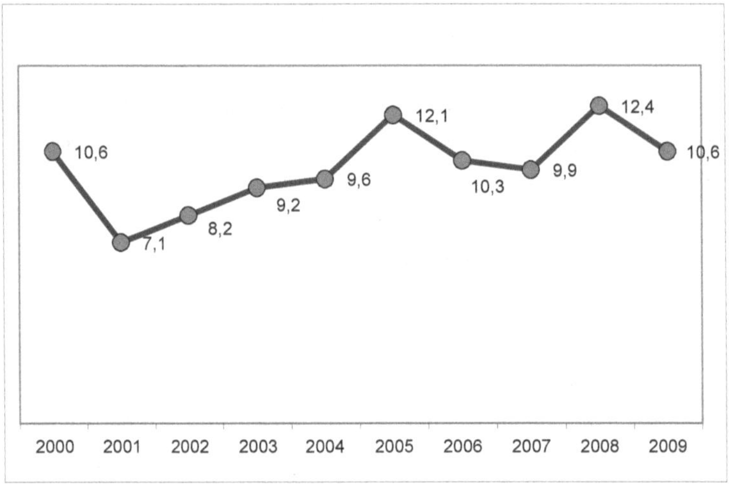

La población estudiada se compone en un 66,3% de hombres y en un 33,7% de mujeres, con una media de edad de 31,6 (+/- 12,6) años. El 75% de nuestra serie tiene una edad inferior a 38 años y solo un 25% es superior a esta edad.

La edad media en el debut de los varones fue de 29,6 años (27,9-31,3 IC 95%), mientras que en las mujeres fue de 35,6 años (32,8-38,2 IC 95%), existiendo diferencias estadísticamente significativas, como se observa en la siguiente figura.

Figura 4: Media de edad de debut según sexo

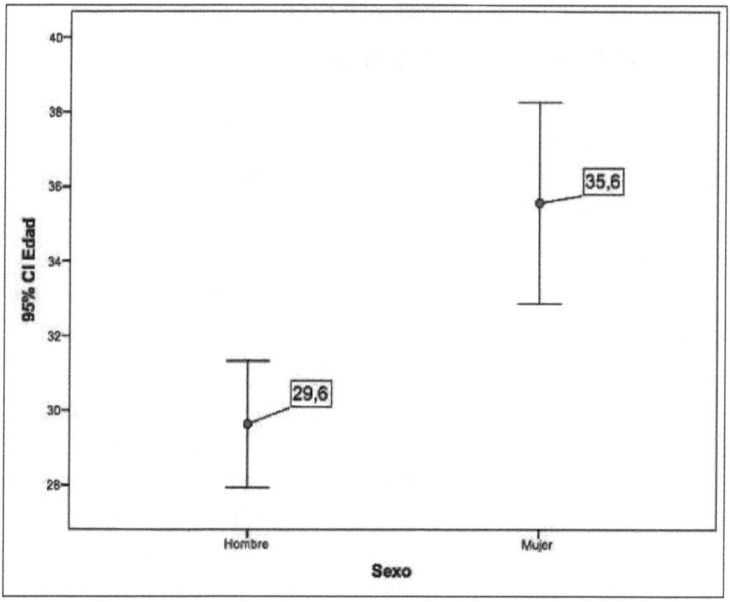

5.2. PRIMER EPISODIO PSICÓTICO

5.2.1. VARIABLES SOCIODEMOGRÁFICAS

Respecto al diagnóstico de inicio, el 47,2% (n=133) presentó un episodio psicótico inducido por sustancias y el 52,8% (n=149) un episodio no inducido por sustancias.

La media de edad de los casos de psicosis no inducida es de 34,8 años (32,6-37 IC 95%) y de las psicosis inducidas es de 28 (26,3-29,8 IC 95%) siendo estas diferencias estadísticamente significativas.

Figura 5: Media de edad según diagnóstico de debut

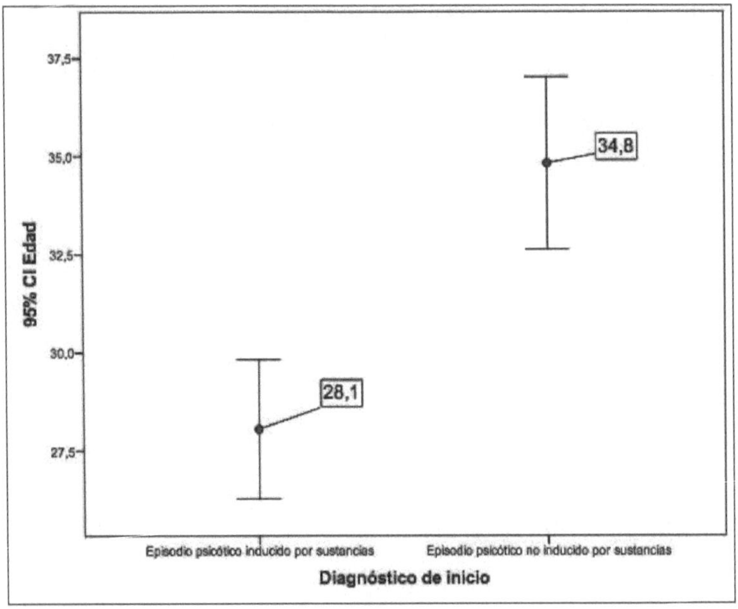

En cuanto al sexo, se objetiva que la probabilidad de ser varón y desarrollar una psicosis inducida presenta un odds ratio de 3,5 (2-6 IC 95%) respecto a las mujeres siendo esta diferencia estadísticamente significativa.

Tabla VII: Sexo en psicosis inducida y no inducida

Diagnóstico de debut	Sexo				Totales	OR IC 95%
	Hombre		Mujer			
	n	%	n	%		
Psicosis no inducida	80	28,4	69	24,5	149	**3,5 (2-6)***
Psicosis inducida	107	37,9	26	9,2	133	
Totales	187	66,3	95	33,7	282	

Respecto al estado civil, la probabilidad de estar soltero, divorciado o viudo y desarrollar una psicosis inducida presenta un odds ratio de 2,2 (1,1-4,4 IC 95%) respecto al estado civil casado o en pareja, siendo estas diferencias estadísticamente significativas.

Tabla VIII: Estado civil (agrupado) en psicosis inducida y no inducida

Diagnóstico de debut	Estado civil				Totales	OR IC 95%
	Soltero/Divorciado/Viudo		Casado/En pareja			
	n	%	n	%		
Psicosis no inducida	118	41,7	31	11	149	**2,2 (1,1-4,4,)***
Psicosis inducida	119	42,3	14	5	133	
Totales	237	84	45	16	282	

Realizando una agrupación de variables en cuanto al nivel de estudios (estudios primarios, secundarios/bachillerato/COU y universitarios), la distribución queda como se refleja en la siguiente tabla. Dado que solo 2 pacientes presentaron analfabetismo, no los consideramos para esta agrupación de variables. No existieron diferencias estadísticamente significativas entre ambos grupos diagnósticos.

Tabla XIX: Nivel de estudios en psicosis inducida y no inducida

Diagnóstico de debut	Nivel de estudios						Totales	p
	Primaria		Secundaria/Bachillerato/COU		Universitarios			
	n	%	n	%	n	%		
Psicosis no inducida	62	23,6	48	18,3	26	9,9	136	0,471
Psicosis inducida	44	16,7	64	24,3	19	7,2	127	
Totales	106	40,3	112	42,6	45	17,1	263	

El 84,5% (n=229) de la población estudiada no presentaba antecedentes de trastorno mental grave en familiares de primer grado. No se observaron diferencias estadísticamente significativas entre ambos grupos tal y como se detalla en la siguiente tabla.

Tabla X: Antecedentes Familiares de trastorno mental grave en psicosis inducida y no inducida

Diagnóstico de debut	AF de Trastorno Mental Grave				Totales	p
	Sí		No			
	n	%	n	%		
Psicosis no inducida	23	8,5	122	45	145	0,859
Psicosis inducida	19	7	107	39,5	126	
Totales	42	15,5	229	84,5	271	

Los Antecedentes Familiares de Dependencia solo se recogieron en 47,2% (n=133) de los sujetos de nuestra serie. Entre ellos, el 87,9% (n=117) no presentaba antecedentes familiares de este tipo, no existiendo diferencias estadísticamente significativas entre ambos grupos diagnósticos.

Tabla XI: Antecedentes Familiares de dependencia en psicosis inducida y no inducida

Diagnóstico de debut	AF de Dependencia				Totales	p
	Sí		No			
	n	%	n	%		
Psicosis no inducida	7	5,3	53	39,8	60	0,907
Psicosis inducida	9	6,8	64	48,1	73	
Totales	16	12,1	117	87,9	133	

Respecto a los días de estancia del episodio de debut en ambos grupos, se objetivó una media de 14 días (12,4-15,6 IC 95%) para el grupo de psicosis inducida y de 15,3 días (13,4-17,1 IC 95%) para el de psicosis no inducida, no existiendo diferencias estadísticamente significativas entre ambos.

Figura 6: Media de estancia (en días) en psicosis inducida y no inducida

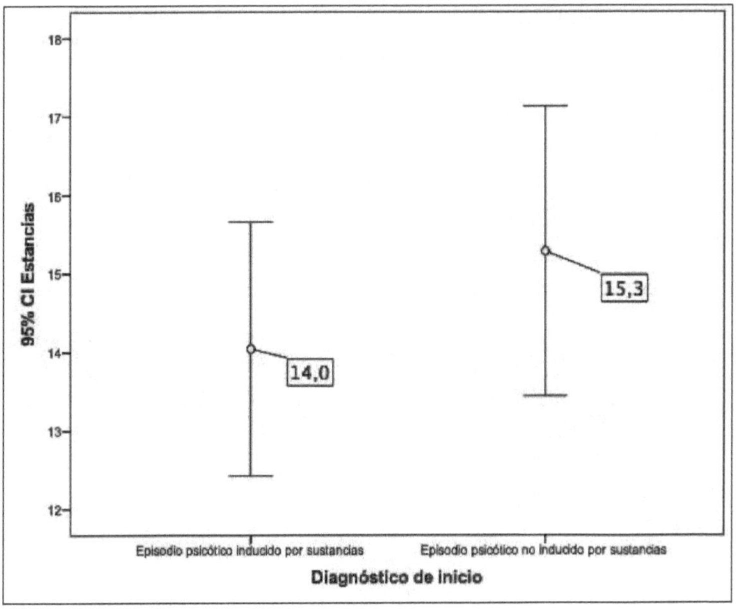

5.2.2. VARIABLES CLÍNICAS

El 95% (n=268) de la serie presentó ideación delirante en el primer episodio. No existieron diferencias estadísticamente significativas entre ambos grupos.

Tabla XII: Ideación delirante en psicosis inducida y no inducida

Diagnóstico de debut	Presencia de ideación delirante				Totales	p
	Sí		No			
	n	%	n	%		
Psicosis no inducida	143	50,7	6	2,2	149	0,443
Psicosis inducida	125	44,3	8	2,8	133	
Totales	268	95	14	5	282	

En la siguiente tabla mostramos la distribución del contenido de las temáticas delirantes en ambos grupos, obteniéndose la temática de perjuicio/autorreferencial como la más frecuente en ambos grupos. Se encontraron diferencias estadísticamente significativas en la temática de filiación, de tal manera que la probabilidad de manifestar delirio de filiación y presentar una psicosis inducida es de un odds-ratio de 9,7 (1,2-78,7 IC 95%). Nótese como un mismo sujeto puede estar en varias casillas por haber presentado más de un tipo de temática delirante.

Tabla XIII: Distribución de temáticas delirantes (por contenido) en psicosis inducida y no inducida

Temática Delirante	Psicosis no inducida		Psicosis inducida		Total	p
	n	%	n	%		
Autorreferencial/Perjuicio	105	50,2	93	47,9	198	0,856
Control	43	20,6	37	19,2	80	0,933
Megaloide	26	12,5	25	12,9	51	0,705
Místico-religioso	22	10,5	20	10,3	42	0,890
Erotomaniaco	12	5,7	9	4,6	21	0,717
Nihilismo	0	0,0	2	1,0	2	0,080
Filiación	1	0,5	8	4,1	9	**0,007***
Total	209	100,0	194	100,0	403	

Respecto a las alucinaciones, el 70,2% de la serie (n=198) presentó este síntoma en el debut de la enfermedad. Se observaron diferencias estadísticamente significativas entre ambos grupos, como se muestra en la siguiente tabla.

Tabla XIV: Presencia de alucinaciones en psicosis inducida y no inducida

Diagnóstico de debut	Presencia de alucinaciones				Totales	p
	Sí		No			
	n	%	n	%		
Psicosis no inducida	115	40,8	34	12,1	149	0,007*
Psicosis inducida	83	29,4	50	17,7	133	
Totales	198	70,2	84	29,8	282	

En la siguiente tabla mostramos la distribución de las esferas sensoriales afectadas en los pacientes que presentaron alucinaciones en ambos grupos, no existiendo diferencias estadísticamente significativas. Se observa como alucinación más frecuente es la auditiva, presentándose en el 70,2% de pacientes con este síntoma (n=165). Nótese como un mismo sujeto puede estar situado en varias casillas por haber presentado más de un tipo de alucinación.

Tabla XV: Presencia de alucinaciones (por tipo de esferas sensoriales afectadas) en psicosis inducida y no inducida

Tipo Alucinación	Psicosis no inducida		Psicosis inducida		Total	p
	n	%	n	%		
Auditiva	96	64,4	69	62,2	165	0,949
Cenestopática	22	14,8	10	9,0	32	0,182
Despersonalización/Desrealización	14	9,4	12	10,8	26	0,639
Visual	10	6,7	12	10,8	22	0,203
Olfativa	6	4,0	8	7,2	14	0,231
Gustativa	1	0,7	0	0,0	1	0,394
Total	149	100,0	111	100,0	260	

El 79,8 % (n=225) de la serie presentó algún tipo de alteración en el afecto en el primer episodio psicótico. No se observaron diferencias entre ambos grupos respecto a las alteraciones afectivas tal y como se muestra en la siguiente tabla.

Tabla XVI: Presencia de alteraciones afectivas en psicosis inducida y no inducida

Diagnóstico de debut	Presencia de alteraciones afectivas				Totales	p
	Sí		No			
	n	%	n	%		
Psicosis no inducida	123	43,6	26	9,2	149	0,221
Psicosis inducida	102	36,2	31	11	133	
Totales	225	79,8	57	20,2	282	

El estado de ánimo más frecuente en ambos grupos resulta ser la angustia (25,9%; n=73), seguido de la eutimia (20,2%; n=57) y la manía (19,9%; n=56). No existieron diferencias estadísticamente significativas entre ambos grupos, tal y como se muestra en la siguiente tabla.

Tabla XVII: Presencia de alteraciones afectivas (por tipo) en psicosis inducida y no inducida

Diagnóstico de debut	Tipo de alteración afectiva										Totales	p
	Angustia		Eutimia		Manía		Depresión		Disforia			
	n	%	n	%	n	%	n	%	n	%		
Psicosis no inducida	42	14,9	26	9,2	29	10,3	33	11,7	19	6,7	149	0,063
Psicosis inducida	31	11	31	11	27	9,6	16	5,7	28	9,9	133	
Totales	73	25,9	57	20,2	56	19,9	49	17,4	47	16,6	282	

Solo el 8,5% (n=24) de la serie presentó alteraciones en el nivel de conciencia. No se observaron diferencias entre ambos grupos tal y como se muestra en la siguiente tabla.

Tabla XVIII: Presencia de alteraciones en el nivel de conciencia en psicosis inducida y no inducida

Diagnóstico de debut	Presencia de alteraciones en el nivel de conciencia				Totales	p
	Sí		No			
	n	%	n	%		
Psicosis no inducida	14	5	135	47,9	149	0,573
Psicosis inducida	10	3,5	123	43,6	133	
Totales	24	8,5	258	91,5	282	

Solo el 6,7% (n=19) de la serie presentó síntomas negativos en el primer episodio. No se observaron diferencias entre ambos grupos tal y como se muestra en la siguiente tabla.

Tabla XIX: Presencia de síntomas negativos en psicosis inducida y no inducida

Diagnóstico de debut	Presencia de síntomas negativos				Totales	p
	Sí		No			
	n	%	n	%		
Psicosis no inducida	13	4,6	136	48,2	149	0,159
Psicosis inducida	6	2,1	127	45	133	
Totales	19	6,7	263	93,3	282	

5.2.3. TRATAMIENTO ANTIPSICÓTICO EN EL PRIMER EPISODIO

En la siguiente tabla mostramos el tipo de tratamiento antipsicótico (APS) al alta, en ambos grupos, objetivándose como tratamiento más frecuente el antipsicótico atípico oral en monoterapia (81,9%; n=231), seguido del tratamiento antipsicótico en combinación (9,6%; n=27). No existieron diferencias estadísticamente significativas entre ambos grupos.

Tabla XX: Tipo de tratamiento antipsicótico en psicosis inducida y no inducida

Diagnóstico de debut	Tipo de tratamiento antipsicótico (APS)										Totales	p
	APS atípico oral		Combinación		APS típico oral		APS típico ILP		APS atípico ILP			
	n	%	n	%	n	%	n	%	n	%		
Psicosis no inducida	121	42,9	13	4,6	14	5	0	0	1	0,4	149	0,301
Psicosis inducida	110	39	14	5	6	2,1	2	0,7	1	0,4	133	
Totales	231	81,9	27	9,6	20	7,1	2	0,7	2	0,7	282	

Considerando si el tratamiento fue en monoterapia o en combinación, no se evidenciaron diferencias estadísticamente significativas entre ambos grupos.

Tabla XXI: Tratamiento en monoterapia en psicosis inducida y no inducida

Diagnóstico de debut	Tratamiento en monoterapia				Totales	p
	Sí		No			
	n	%	n	%		
Psicosis no inducida	136	48,2	13	4,6	149	0,608
Psicosis inducida	119	42,2	14	5	133	
Totales	255	90,4	27	9,6	282	

En la siguiente tabla mostramos la dosis de tratamiento antipsicótico al alta en ambos grupos. El 66,3% de los pacientes (n=187) recibió dosis terapéutica de antipsicótico. No existieron diferencias estadísticamente significativas entre ambos grupos diagnósticos.

Tabla XXII: Dosis de tratamiento antipsicótico en psicosis inducida y no inducida

Diagnóstico de debut	Dosis de antipsicótico (APS)								Totales	p
	Dosis baja		Dosis terapéutica		Dosis alta		Combinación			
	n	%	n	%	n	%	n	%		
Psicosis no inducida	25	8,9	101	35,8	10	3,5	13	4,6	149	0,939
Psicosis inducida	24	8,5	86	30,5	9	3,2	14	5	133	
Totales	49	17,4	187	66,3	19	6,7	27	9,6	282	

Considerando la dosis de tratamiento como adecuada (terapéutica) y no adecuada (infraterapéutica, por encima de ficha técnica y en combinación), se objetivó que el 33,7% (n=95) de la serie recibió dosis inadecuada de antipsicótico. Entre ambos grupos no se objetivaron diferencias estadísticamente significativas.

Tabla XXIII: Adecuación terapéutica en psicosis inducida y no inducida

Diagnóstico de debut	Adecuación terapéutica				Totales	p
	Dosis adecuada		Dosis no adecuada			
	n	%	n	%		
Psicosis no inducida	101	35,8	48	17	149	0,608
Psicosis inducida	86	30,5	47	16,7	133	
Totales	187	66,3	95	33,7	282	

5.2.4. SUSTANCIAS ASOCIADAS AL PRIMER EPISODIO

El 80,4% (n=107) de los pacientes con un primer episodio inducido por sustancias tenía el cannabis como sustancia asociada [el 63,9% (n=84) como única sustancia y el 16,5% (n=22) en combinación con otras]. La segunda sustancia más frecuente fue la cocaína en un 10,5% de los casos. En la siguiente tabla reflejamos la distribución de las distintas sustancias asociadas al primer episodio en el grupo de psicosis inducida.

Tabla XXIV: Distribución de sustancias asociadas en psicosis inducida, episodio índice

Sustancia asociada, primer episodio psicótico	n	%
Cannabis	85	63,9
Combinación (incl. cannabis)	22	16,5
Cocaína	14	10,5
Anfetaminas/Alucinógenos	5	3,8
Alcohol	4	3
Opiáceos y derivados	2	1,5
Disolventes volátiles	1	0,8
Totales	133	100

La media de edad en el primer episodio en los casos donde el cannabis estaba asociado era de 26,6 años (24,9-28,3 IC 95%), mientras que si no estaba asociado la edad era de 34,7 años (32,7-36,7 IC 95%). Estas diferencias fueron estadísticamente significativas.

Figura 7: Media de edad primer episodio según asociación con cannabis

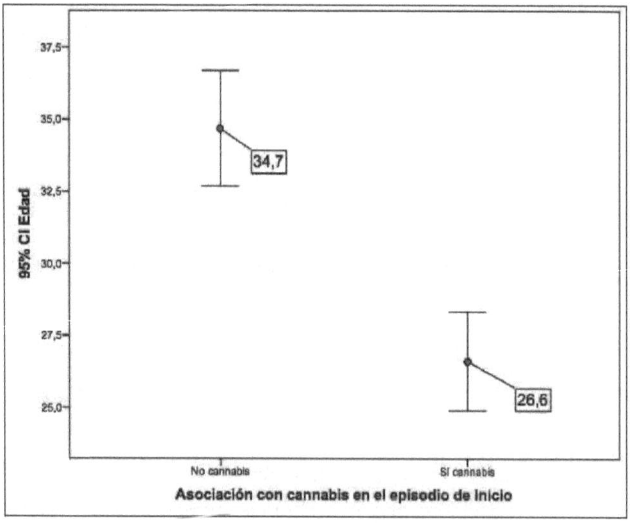

5.3. SEGUIMIENTO

De los 282 pacientes del estudio, no hemos podido seguir a un total de 77 pacientes (27,3%), considerándose casos perdidos por no haber continuado tratamiento ambulatorio tras el primer episodio y no haber presentando tampoco reingresos en el tiempo de seguimiento.

Se han evaluado un total de 205 pacientes: 100 presentaron reingresos y 105 no reingresaron.

La media de edad de los pacientes que reingresan fue de 30,5 años (28,2-32,7 IC 95%) y de los que no reingresan de 32,8 años (30,7-35 IC 95%), no existiendo diferencias estadísticamente significativas.

Figura 8: Media de edad según reingresos

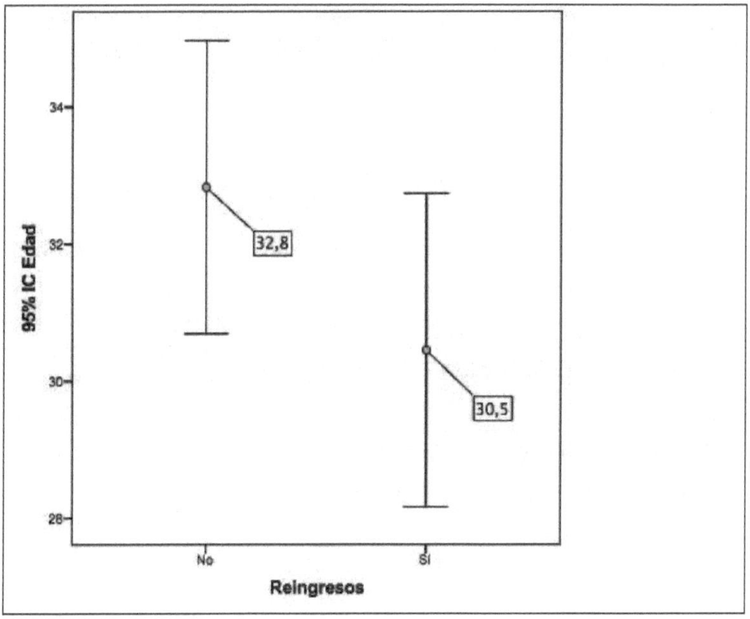

En cuanto al sexo, no se objetivaron diferencias estadísticamente significativas entre el grupo que reingresa y el que no en el tiempo de seguimiento.

Tabla XXV: Sexo según reingresos

Sexo	Reingresos				Totales	p
	Sí		No			
	n	%	n	%		
Hombre	70	34,1	61	29,8	110	0,076
Mujer	30	14,6	44	21,5	95	
Totales	100	48,7	105	51,3	205	

Al analizar, según diagnóstico de inicio, la presencia de reingresos hospitalarios en el tiempo de evolución, no se observaron diferencias estadísticamente significativas.

Tabla XXVI: Reingresos según diagnóstico de inicio

Diagnóstico de debut	Reingresos				Totales	p
	Sí		No			
	n	%	n	%		
Psicosis no inducida	49	44,5	61	55,5	110	0,192
Psicosis inducida	51	53,7	44	46,3	95	
Totales	100	48,8	105	51,2	205	

5.3.1. SEGUIMIENTO DE CASOS CON REINGRESOS

De los 205 pacientes en seguimiento, el 48,8% (n=100) tienen al menos un reingreso hospitalario por descompensación psicótica en los 5 años posteriores al debut.

5.3.1.1. NÚMERO DE REINGRESOS

El total de reingresos presentados entre los 100 pacientes que reingresaron al menos una vez fue de 173, resultando una media de 1,7 (+/-1,1). En la siguiente tabla se detalla la frecuencia de los reingresos.

Tabla XXVII: Número de reingresos

Reingresos	n	%*
Primer reingreso	100	63,9
Segundo reingreso	38	14,4
Tercer reingreso	21	4,4
Cuarto reingreso	9	0,8
Quinto reingreso	5	0,3
Totales	173	

*: Porcentaje en relación a los 100 casos que reingresan la primera vez

Evaluando el número de reingresos, obtenemos que el 62% (n=62) de todos los pacientes en seguimiento reingresan sólo en una ocasión. La tendencia de reingresos está detallada en la siguiente figura.

Figura 9: Tendencia de reingresos, casos con reingresos

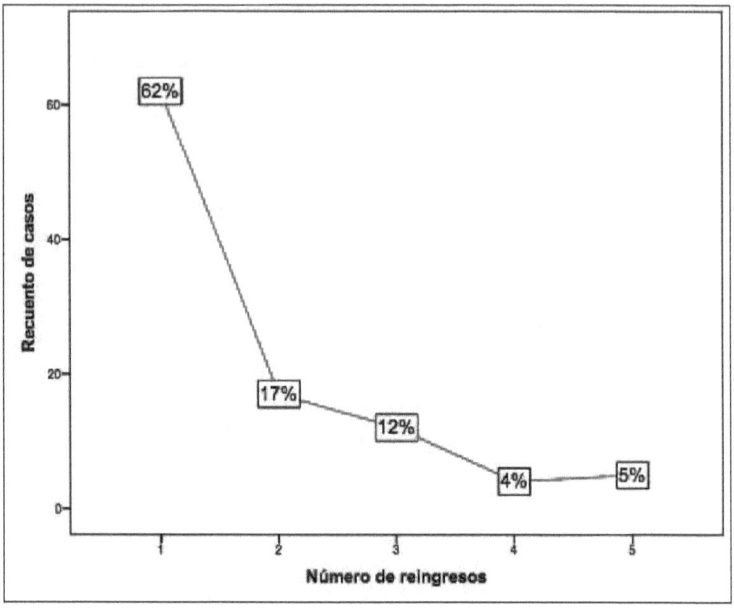

La edad media en el primer episodio de aquellos pacientes que solo recaen una vez es de 33 años (26,1-30 IC 95%), mientras que los que recaen al menos en dos ocasiones tienen una media de 26,2 años (23,3-29,1 IC 93%). Estas diferencias resultaron estadísticamente significativas.

Figura 10: Media de edad según número de reingresos

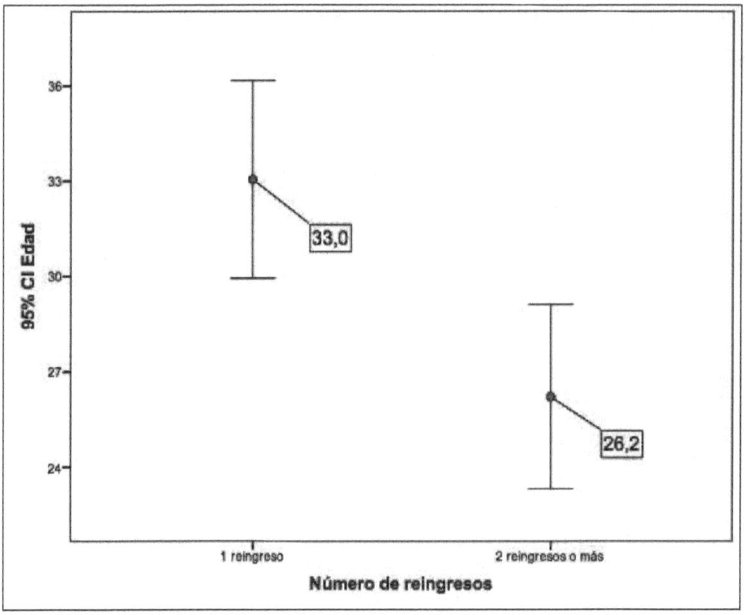

Estas diferencias se mantienen estadísticamente significativas al observar el número de reingresos según el sexo, existiendo un mayor porcentaje de 2 o más reingresos en hombres (31%, n=31) en comparación con las mujeres (7%, n=7). La probabilidad de reingresar más de una vez siendo hombre presenta un odds ratio de 2,8 (1,06-7,4 IC 95%) respecto a ser mujer.

Tabla XXVIII: Reingresos según sexo

Número de reingresos	Sexo				Totales	OR IC 95%
	Hombre		Mujer			
	n	%	n	%		
Un reingreso	39	39	23	23	62	**2,8 (1,06-7,4)***
Dos o más reingresos	31	31	7	7	38	
Totales	70	70	30	30	100	

Evaluando estos datos según diagnóstico de inicio (Figura 11), se observa que el grupo de psicosis inducida presentó más reingresos a partir del tercero. No existen diferencias estadísticamente significativas entre ambos grupos diagnósticos (p=0,142).

Figura 11: Número de reingresos, por diagnóstico de inicio

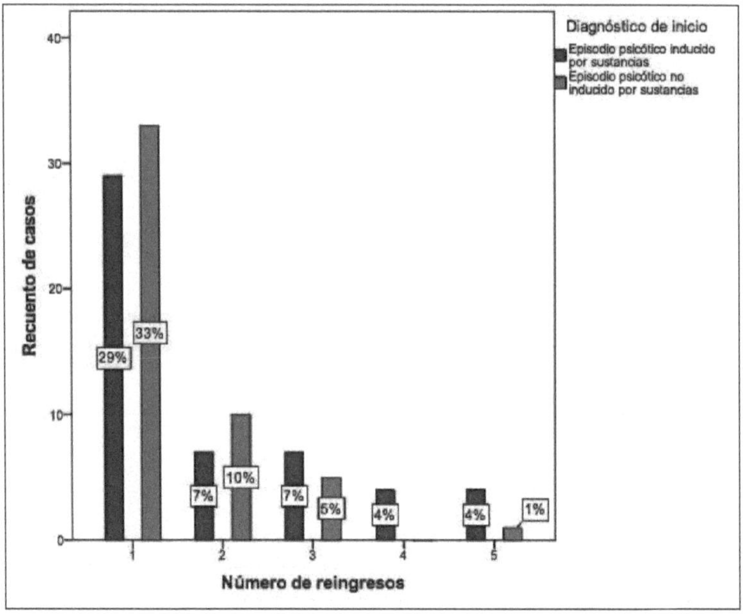

Al clasificar a los pacientes del primer episodio en base a la presencia de cannabis, aquellos que consumían cannabis al inicio tienen una media de recaídas de 2,1 (1,7-2,5 IC 95%) mientras que los que no, tienen una media de 1,5 (1,2-1,7 IC 95%). Estas diferencias fueron estadísticamente significativas.

Figura 12: Media de reingresos según cannabis en el episodio de inicio

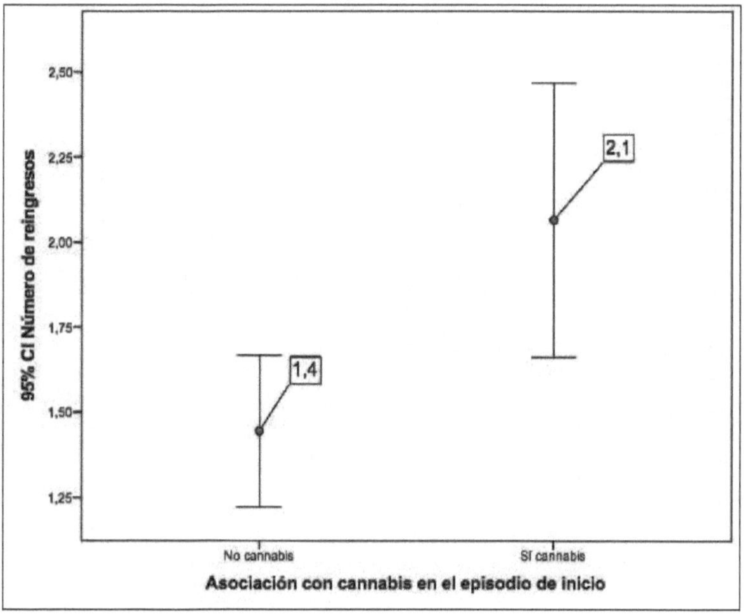

Al analizar el tiempo desde la fecha de alta del primer episodio hasta el primer reingreso, obtenemos una media de 8,4 meses (6,5-10,2 IC 95%). La media de tiempo entre el primer y el segundo reingreso fue de 10,5 meses (8,4-12,5 IC 95%); entre el segundo y el tercero de 11,4 meses (9,3-13,6 IC 95%); entre el tercero y el cuarto de 11,9 meses (9,7-14,2 IC 95%) y entre el cuarto y el quinto de 12,1 meses (9,8-14,3 IC 95%).

Se observa que, a más reingresos, el tiempo entre ellos aumenta progresivamente. Las diferencias no fueron estadísticamente significativas.

Figura 13: Tiempo medio de reingresos, todos los casos

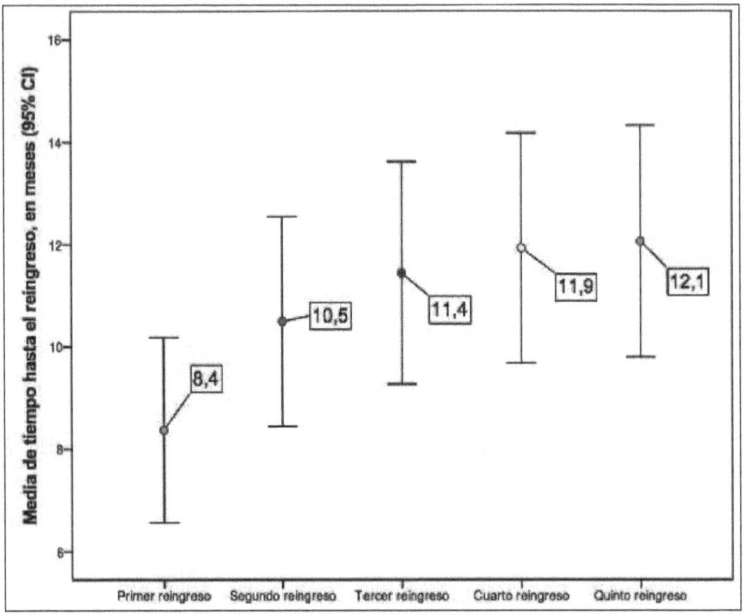

Al analizar el tiempo medio de reingreso por diagnóstico de inicio, no se encuentran diferencias estadísticamente significativas entre grupos diagnósticos tal y como se muestra en la siguiente figura.

Figura 14: Tiempo medio de reingresos, según diagnóstico de inicio

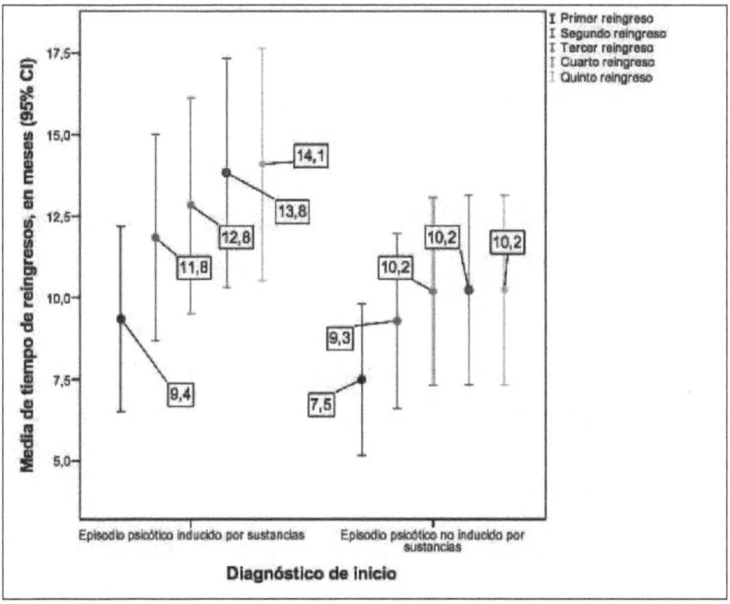

5.3.1.2. SUSTANCIAS ASOCIADAS A LOS REINGRESOS

El cannabis es la sustancia asociada a los reingresos con más frecuencia, de tal forma que en el primer reingreso (n=100) aparece en el 42% (n= 42) de los casos, mientras que el resto de sustancias presentan una frecuencia muy baja (1 caso asociado a opiáceos y otro a cocaína), obteniéndose un 56% (n=56) de pacientes que reingresan sin sustancia asociada. Se observa como el cannabis está más presente en el primer reingreso de aquellos pacientes que presentaron una psicosis inducida en el primer episodio (38%, n=38). Existieron diferencias estadísticamente significativas respecto al diagnóstico de inicio (Tabla XXIX: Sustancias asociadas a los reingresos).

La presencia del cannabis es una constante como sustancia más prevalente en el resto de reingresos:

-En el segundo reingreso (n=38) el cannabis solo o en combinación se asoció al 55,3% de los casos (n=21), mientras que el resto (44,7%;n=17) no presentaron sustancia asociada, existiendo diferencias estadísticamente significativas respecto al diagnóstico de inicio, asociándose el cannabis de forma más frecuente al grupo que presentó psicosis inducida en el primer episodio.

-En el tercer reingreso (n=21), el cannabis continúa siendo la sustancia más frecuente, apareciendo en el 52,4% de los pacientes (n=11). Se da un caso de psicosis asociada al consumo de anfetaminas/alucinógenos y otro de cocaína, así como 8 casos de psicosis sin sustancia asociada (38%). No existieron diferencias estadísticamente significativas entre grupos diagnósticos.

-En el cuarto reingreso (n=9) el cannabis también aparece como sustancia más frecuente, sola o en combinación, observándose 5 casos (55,5%). Todos ellos se dieron en sujetos que habían presentado en el primer episodio una psicosis inducida. En el resto (44,5%, n=4) no existió sustancia asociada.

-En el quinto reingreso (n=5) el cannabis se asoció a dos casos (40%), encontrándonos que el resto de pacientes (60%, n=3) no tenían sustancia asociada.

Estos datos se encuentran detallados en la Tabla XXIX: Sustancias asociadas a los reingresos.

Tabla XXIX: Sustancias asociadas a los reingresos

Sustancias asociadas, primer reingreso	Diagnóstico de inicio					p
	Psicosis no inducida		Psicosis inducida		Totales	
	n	%	n	%		
Cannabis (solo o en combinación)	4	4	38	38	42	<0,0001*
No cannabis	45	45	13	13	58	
Totales	49	49	51	51	100	
Sustancias asociadas, segundo reingreso	**Psicosis no inducida**		**Psicosis inducida**		**Totales**	**p**
	n	%	n	%		
Cannabis (solo o en combinación)	3	7,9	18	47,4	21	<0,0001*
No cannabis	13	34,2	4	10,5	17	
Totales	16	42,1	22	57,9	38	
Sustancias asociadas, tercer reingreso	**Psicosis no inducida**		**Psicosis inducida**		**Totales**	**p**
	n	%	n	%		
Cannabis (solo o en combinación)	2	9,5	9	42,9	11	0,269
No cannabis	4	19	6	28,6	10	
Totales	6	28,5	15	71,5	21	
Sustancias asociadas, cuarto reingreso	**Psicosis no inducida**		**Psicosis inducida**		**Totales**	**p**
	n	%	n	%		
Cannabis (solo o en combinación)	0	0	5	55,6	5	
No cannabis	1	11,1	3	33,7	4	
Totales	1	11,1	8	88,9	9	
Sustancias asociadas, quinto reingreso	**Psicosis no inducida**		**Psicosis inducida**		**Totales**	**p**
	n	%	n	%		
Cannabis (solo o en combinación)	0	0	2	40	2	
No cannabis	1	20	2	40	3	
Totales	1	20	4	80	5	

5.3.1.3. DOSIS DE ANTIPSICÓTICO EN REINGRESOS

Si agrupamos la variable "dosis de antipsicótico" de manera dicotómica englobando a los pacientes con dosis infraterapéutica y terapéutica por un lado, y a los pacientes con dosis por encima de ficha técnica y en combinación por otro podemos realizar distintos subanálisis.

Analizando la dosis de antipsicótico pautada en cada reingreso en relación a la dosis pautada en el primer episodio se objetiva como, a medida que aumentan los reingresos existe una tendencia al aumento de dosis, así como al uso de combinación de antipsicótico. Estas diferencias fueron estadísticamente significativas en los tres primeros reingresos tal y como se objetiva en la siguiente tabla.

Tabla XXX: Dosis de antipsicótico. Todos los ingresos

Ingreso	Dosis de antipsicótico (agrupado)				Totales	p
	Dosis infraterapéutica-terapéutica		Dosis alta-combinación			
	n	%	n	%		
Debut	78	78	22	22	100	**0,001***
Primer reingreso	57	57	43	43		
Debut	28	73,7	10	26,6	38	**0,007***
Segundo reingreso	17	44,7	21	55,3		
Debut	14	66,7	7	33,3	21	**0,008***
Tercer reingreso	6	28,6	15	71,4		
Debut	4	44,4	5	55,6	9	0,500
Cuarto reingreso	2	22,2	7	77,8		
Debut	2	40	3	60	5	1,000
Quinto reingreso	1	20	4	80		

5.2.1.4. FACTORES RELACIONADOS CON LOS REINGRESOS. REGRESIÓN LOGÍSTICA.

Se han analizado 205 casos perdiendo un 27,3%, siendo el ajuste global del modelo de regresión logística del 64,9%. Se muestran los OR ajustados por todas las variables incluidas en el modelo, con sus intervalos de confianza al 95%.

Para el reingreso confieren riesgo estadísticamente significativo la presencia de cannabis en el primer episodio (OR=4 (1,1-13,5 IC 95%) así como presentar un delirio de control-influencia (OR=2,3 (1,1-4,7 IC 95%), afecto maniaco (OR=3,2 (1-10 IC 95%) y angustia (OR=3,5 (1,3-9,2 IC 95%) en el episodio de debut.

Tabla XXXI: Reingresos. Regresión Logística

Variables		OR	IC 95%	
			Inferior	Superior
Demográficas	Hombre	1,6	0,8	3,2
	Edad mayor o igual de 30 años	1	0,5	2
	Soltero	0,7	0,3	1,8
Hospitalización primer episodio	Psicosis inducida	0,4	0,1	1,5
	Cannabis	**4***	**1,1**	**13,5**
	Estancia hospitalaria más de 12 días	0,9	0,5	1,7
	Adecuación terapéutica	1,1	0,6	2,2
Clínica primer episodio	Delirio de control-influencia	**2,3***	**1,1**	**4,7**
	Delirio megaloide	1,3	0,5	3,5
	Delirio místico-religioso	0,9	0,4	2,3
	Delirio erotomaniaco	1,7	0,5	5,5
	Alucinaciones visuales	0,3	0,1	1,1
	Alucinaciones auditivas	0,9	0,4	1,7
	Alucinaciones cenestopáticas	0,9	0,3	2,5
	Desrealización/Despersonalización	0,7	0,2	2,1
	Manía	**3,2***	**1**	**10**
	Angustia	**3,5***	**1,3**	**9,2**
	Disforia	2,1	0,8	5,7
	Depresión	1	0,3	3,1

5.3.2. SEGUIMIENTO DE CASOS SIN REINGRESOS

Durante el periodo de seguimiento no reingresaron un total de 105 pacientes, manteniéndose en seguimiento ambulatorio hasta los dos años. A los 5 años se pierden 5 pacientes en el seguimiento ambulatorio, quedando un total de 100 pacientes que no reingresan.

En estos pacientes se analizó la dosis de tratamiento antipsicótico (si lo tuvieran pautado) a los dos y a los cinco años.

5.3.2.1. TRATAMIENTO ANTIPSICÓTICO A LOS DOS AÑOS

A los dos años (n=105), el 18,1% (n=19) no tienen antipsicótico pautado.

En el resto de casos (81,9%, n=86), destaca el porcentaje de dosis terapéutica en el 61,6% (n=53), así como el 26,7% de pacientes (n=23) con antipsicótico por debajo de ficha técnica. Sólo 5 pacientes (5,8%) tenían tratamiento en combinación y otros 5 (5,8%) en dosis por encima de ficha técnica. No existieron diferencias estadísticamente significativas entre ambos grupos diagnósticos en los pacientes con tratamiento (p=0,287).

Figura 15: Dosis de APS a los dos años, en casos sin reingresos

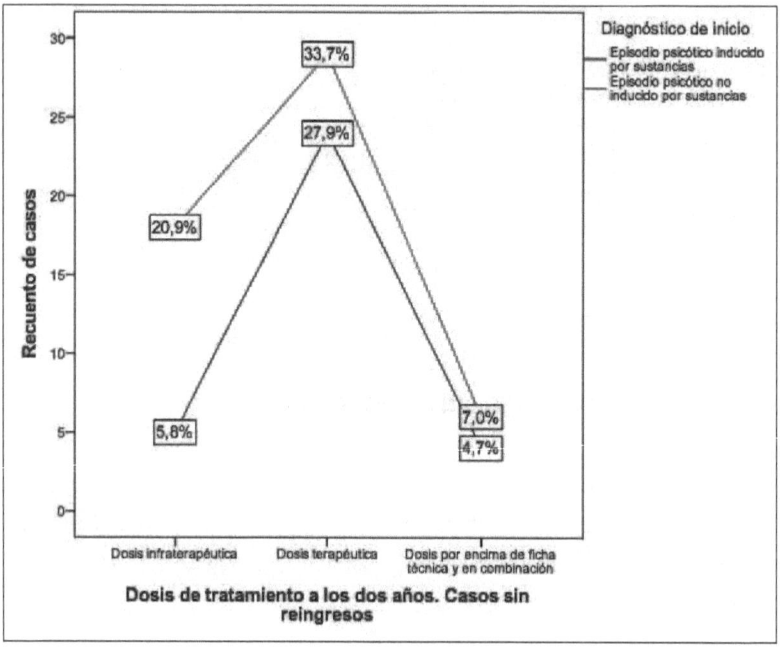

5.3.2.2.TRATAMIENTO ANTIPSICÓTICO A LOS CINCO AÑOS

A los 5 años (n=100), un 36% (n=36) de los pacientes no tienen antipsicótico pautado.

En los pacientes con tratamiento (64%, n=64), aumenta la cantidad de pacientes con combinación de APS respecto a los dos años (17,2%, n=11). Un 45,3% (n=29) de los pacientes con tratamiento tienen dosis terapéutica pautada. No existieron diferencias estadísticamente significativas entre ambos grupos diagnósticos en los pacientes en tratamiento (p=0,543)

Figura 16: Dosis de APS a los cinco años, en casos sin reingresos

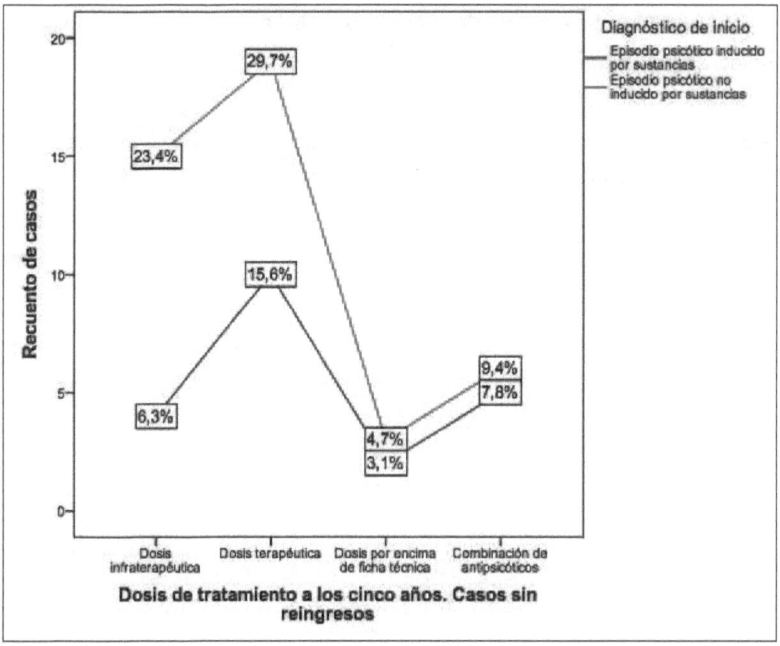

5.3.2.3. CAMBIOS DE TRATAMIENTO ENTRE LOS 2 Y LOS 5 AÑOS

Se objetiva la pérdida de 5 pacientes entre los dos y los cinco años: 1 paciente con dosis infraterapéutica, otro con dosis terapéutica y 3 pacientes que no tenían antipsicótico pautado no continúan en seguimiento a los 5 años.

Al comparar la evolución del tipo de tratamiento APS entre los dos y cinco años (n=100), observamos como ningún paciente que tenía pautada combinación de antipsicóticos a los dos años, estuvo sin tratamiento a los 5 años.

Se observa como el crecimiento de pacientes sin antipsicótico pautado a los 5 años (n=36) proviene principalmente de pacientes que a los dos años tenían dosis infraterapéutica y terapéutica (n=9 y n=10).

Solo a un paciente que partía de dosis por encima de ficha técnica a los dos años, se le retiró el tratamiento a los cinco años.

Las diferencias entre ambos puntos de corte fueron estadísticamente significativas ($p<0,001$).

La relación de dosis entre ambos puntos de corte se detalla en la siguiente figura.

Figura 17: Dosis de tratamiento antipsicótico entre los dos y cinco años. Casos sin reingresos

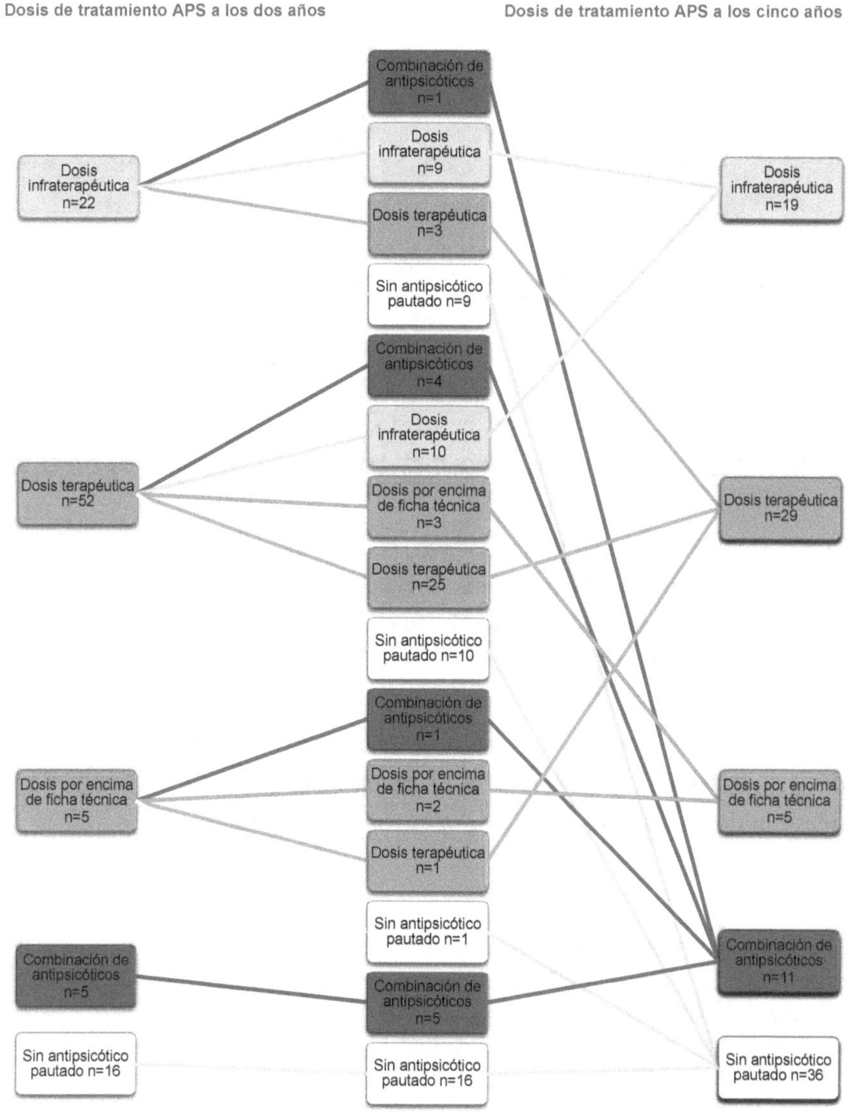

La probabilidad de recibir tratamiento a los 5 años habiéndolo recibido a los 2 años es de 4,2 (2,9-6,1 IC 95%), tal y como se detalla en la siguiente tabla.

Tabla XXXII: Tratamiento antipsicótico pautado (sí/no) a los 2 y 5 años

Tratamiento antipsicótico pautado	Tiempo (en años)				Totales	OR IC 95%
	Dos años		Cinco años			
	n	%	n	%		
Sí	84	84	64	64	84	4,2 (2,9-6,1)*
No	16	16	36	36	16	
Totales	100	100	100	100	100	

5.3.3. SEGUIMIENTO DE CAMBIO DIAGNÓSTICO A TRASTORNO MENTAL GRAVE

A los dos años del primer episodio hemos seguido a 203 pacientes, perdiéndose el 28% (n=79) de los incluidos inicialmente. Esta pérdida de casos incluye a los 77 pacientes perdidos inicialmente en el seguimiento y 2 casos más que reingresaron pero habían perdido el seguimiento a los 2 años.

A los 5 años, hemos seguido a 195 pacientes: Se perdieron 8 casos más desde los dos años: 5 pacientes sin transición previa a Trastorno Mental Grave, 2 pacientes con diagnóstico previo de Esquizofrenia y 1 paciente con diagnóstico previo de T. Esquizoafectivo.

A los dos años del debut, 78 pacientes (38,4%) presentaron transición a Trastorno Mental Grave, manteniéndose sin cambio diagnóstico un total de 125 pacientes (61,6%). A los cinco años, 132 pacientes (67,7%) presentaron diagnóstico de Trastorno Mental Grave, manteniéndose sin cambio diagnóstico un total de 63 pacientes (32,3%).

Se objetiva como entre los dos y los cinco años, el diagnóstico final de Trastorno Mental Grave se da en un total de 54 pacientes más, lo que supone un incremento del 29,3%.

Tabla XXXIII: Transición a TMG a los dos años y cinco años

Transición a Trastorno Mental Grave a los 2 años	n	%
Sí	78	38,4
No	125	61,6
Totales	203	100
Transición a Trastorno Mental Grave a los 5 años	**n**	**%**
Sí	132	67,7
No	63	32,3
Totales	195	100

Se objetivaron diferencias estadísticamente significativas ($p<0,001$), respecto al cambio diagnóstico entre ambos puntos de corte de tal manera que la probabilidad de recibir un diagnóstico de TMG a los 5 años no habiéndolo recibido a los 2 años es de 2,3 (1,9-2,8 IC 95%).

Figura 18: Transición a Trastorno Mental Grave en el tiempo de seguimiento

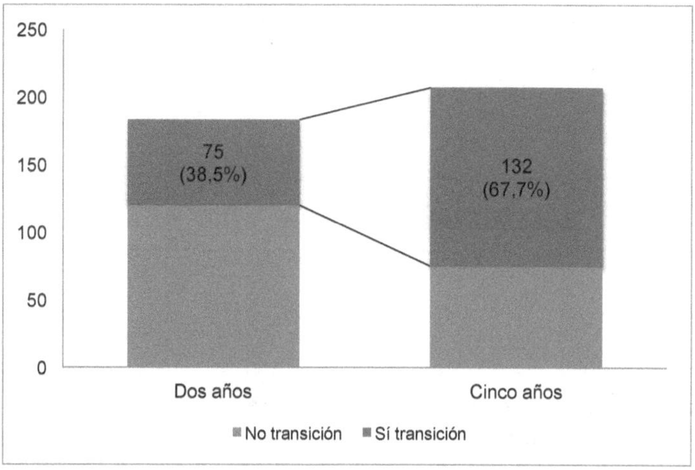

La edad media en el primer episodio, de los pacientes que presentan transición a TMG a los dos años es de 29,3 años (27-31,7 IC 95%) mientras que los que no presentan una media de edad de 33,3 (31,2-35,3 IC 95%), no existiendo diferencias estadísticamente significativas.

Figura 19: Media de edad, transición a TMG a los dos años

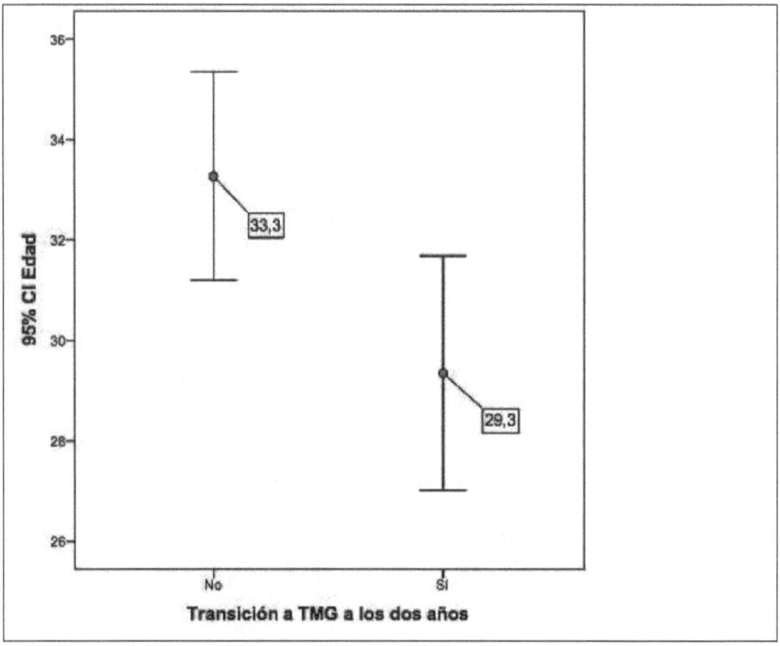

Tampoco existieron diferencias estadísticamente significativas al analizar este dato a los 5 años, obteniéndose una edad media en los que presentan transición a TMG de 30,9 años (29-32,9 IC 95%) y de 33,4 (30,5-36,4 IC 95%), en los que no cambiaban diagnóstico.

Figura 20: Media de edad, transición a TMG a los cinco años

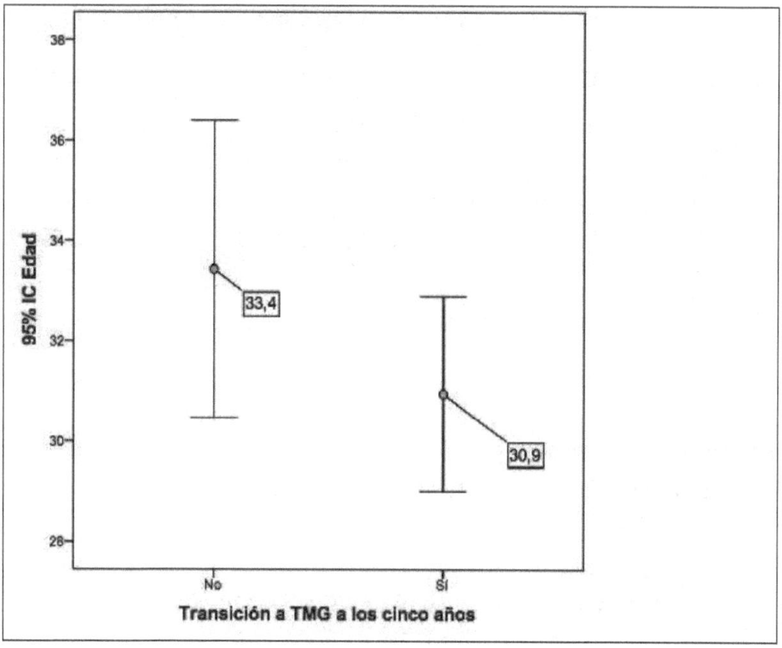

Respecto al sexo, tampoco existieron diferencias estadísticamente significativas entre los pacientes que presentaban transición a los dos y cinco años, tal y como se detalla en la siguiente tabla.

Tabla XXXIV: Sexo según TMG, a los dos y cinco años

Sexo	Transición a Trastorno Mental Grave a los dos años				Totales	p
	Sí		No			
	n	%	n	%		
Hombre	53	26,1	76	37,4	129	0,303
Mujer	25	12,3	49	24,1	74	
Totales	78	38,4	125	61,6	203	
Sexo	**Transición a Trastorno Mental Grave a los cinco años**				**Totales**	**p**
	Sí		**No**			
	n	%	n	%		
Hombre	89	45,6	35	17,9	124	0,107
Mujer	43	22,1	28	14,4	71	
Totales	132	67,7	63	32,3	195	

En relación al diagnóstico de inicio, no se observan diferencias estadísticamente significativas ni a los dos ni a los cinco años entre ambos grupos.

Tabla XXXV: Transición a TMG a los dos y cinco años, según diagnóstico de inicio

Diagnóstico de debut	Transición a Trastorno Mental Grave a los dos años				Totales	p
	Sí		No			
	n	%	n	%		
Psicosis no inducida	41	20,2	69	34	110	0,714
Psicosis inducida	37	18,2	56	27,6	93	
Totales	78	38,4	125	61,6	203	
Diagnóstico de debut	**Transición a Trastorno Mental Grave a los cinco años**				**Totales**	**p**
	Sí		**No**			
	n	%	n	%		
Psicosis no inducida	70	35,9	34	17,4	104	0,902
Psicosis inducida	62	31,8	29	14,9	91	
Totales	132	67,7	63	32,3	195	

En cuanto a los reingresos, se objetiva que la probabilidad de presentar transición a Trastorno Mental Grave a los dos años en los pacientes que reingresan presenta un odds ratio de 6,8 (3,6-13 IC 95%) en comparación con los que no reingresan siendo esta diferencia estadísticamente significativa.

Tabla XXXVI: Transición a TMG a los dos años, según reingresos

Reingresos	Transición a Trastorno Mental Grave a los dos años				Totales	OR (IC 95%)
	Sí		No			
	n	%	n	%		
Sí	59	29,1	39	19,2	98	6,8 (3,6-13)*
No	19	9,4	86	42,4	105	
Totales	78	38,5	125	61,6	203	

La probabilidad de presentar transición a Trastorno Mental Grave en pacientes que reingresan aumenta a los 5 años, obteniéndose un odds ratio de 15,5 (6,5-36,7 IC 95%) en comparación con los que no reingresan siendo esta diferencia estadísticamente significativa.

Tabla XXXVII: Transición a TMG a los cinco años, según reingresos

Reingresos	Transición a Trastorno Mental Grave a los cinco años				Totales	OR (IC 95%)
	Sí		No			
	n	%	n	%		
Sí	87	44,6	7	3,6	94	15,5 (6,5-36,7)*
No	45	23,1	56	28,7	101	
Totales	132	67,7	63	32,3	195	

5.3.3.1. TRANSICIÓN A TRASTORNO MENTAL GRAVE: PSICOSIS AFECTIVA Y NO AFECTIVA

Agrupando los distintos diagnósticos en las categorías "Psicosis Afectiva" que incluye el T. Bipolar tipo I y el T. Esquizoafectivo y "Psicosis no Afectiva" que incluye la

Esquizofrenia y el T. De Ideas Delirantes podemos realizar distintos subanálisis entre los pacientes que sufren el cambio diagnóstico.

La media de edad en el primer episodio en los pacientes que recibieron un diagnóstico de psicosis no afectiva a los dos años fue de 26,8 años (24,6-29 IC 95%) mientras que los pacientes con psicosis afectiva presentaron una media de edad de 35 años (29,7-40,3 IC 95%), existiendo diferencias estadísticamente significativas.

Figura 21: Media de edad, psicosis afectiva y no afectiva a los dos años

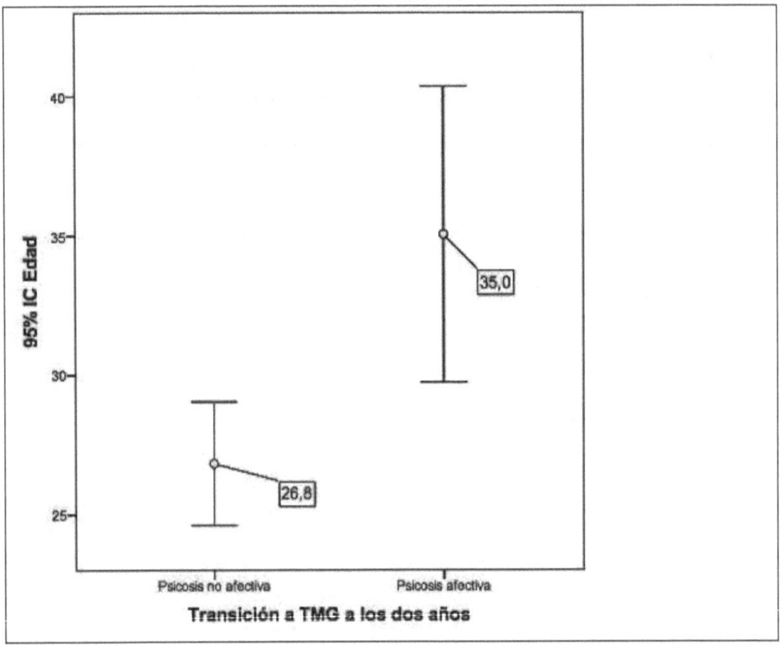

A los 5 años del debut, no existieron diferencias estadísticamente significativas tal y como se muestra en la siguiente figura.

Figura 22: Media de edad, psicosis afectiva y no afectiva a los cinco años

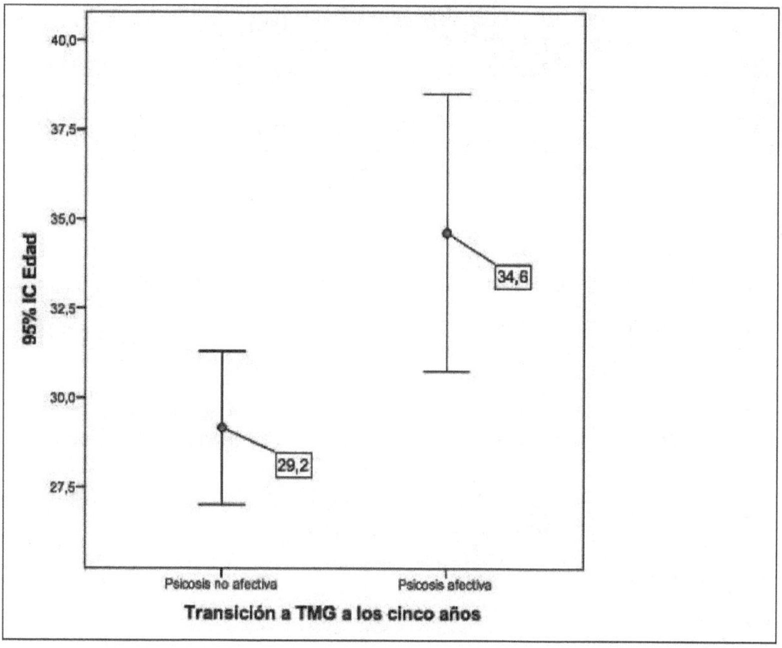

Analizando según el sexo, se observan diferencias significativas a los 5 años del debut, de tal manera que la probabilidad de recibir un diagnóstico de psicosis afectiva siendo mujer es de 2,5 (1,2-5,4 IC 95%) a los 5 años de seguimiento tal y como se detalla en la siguiente tabla.

Tabla XXXVIII: Transición a psicosis afectiva y no afectiva a los dos y cinco años, según sexo

Sexo	Tipo de Psicosis a los dos años				Totales	p
	Psicosis no afectiva		Psicosis afectiva			
	n	%	n	%		
Hombre	39	50	14	17,9	53	0,225
Mujer	15	19,2	10	12,8	25	
Totales	54	69,2	24	30,8	78	
Sexo	**Tipo de Psicosis a los cinco años**				**Totales**	**OR (95% IC)**
	Psicosis no afectiva		**Psicosis afectiva**			
	n	%	n	%		
Hombre	66	50	23	17,4	89	**2,5 (1,2-5,4)***
Mujer	23	17,4	20	15,2	43	
Totales	89	67,4	43	32,6	132	

No encontramos diferencias estadísticamente significativas respecto al diagnóstico de debut ni a los dos ni a los cinco años.

Tabla XXXIX: Transición a psicosis afectiva y no afectiva a los dos y cinco años, según diagnóstico de debut

Diagnóstico de debut	Tipo de Psicosis a los dos años				Totales	p
	Psicosis no afectiva		Psicosis afectiva			
	n	%	n	%		
Psicosis no inducida	26	33,3	15	19,2	41	0,241
Psicosis inducida	28	35,9	9	11,5	37	
Totales	54	69,2	24	30,8	78	
Diagnóstico de debut	**Tipo de Psicosis a los cinco años**				**Totales**	**p**
	Psicosis no afectiva		**Psicosis afectiva**			
	n	%	n	%		
Psicosis no inducida	43	32,6	27	20,5	70	0,118
Psicosis inducida	46	34,8	16	12,1	62	
Totales	89	67,4	43	32,6	132	

5.3.3.2. TRANSICIÓN A TRASTORNO MENTAL GRAVE: DIAGNÓSTICOS ESPECÍFICOS

A los dos años se observa como el mayor cambio diagnóstico es hacia la Esquizofrenia en un 24,6% (n=50) de los pacientes, seguido del Trastorno Bipolar tipo I en un 8,4% (n=17).

El 61,6% (n=125) de los pacientes se mantienen sin presentar transición a Trastorno Mental Grave.

Figura 23: Transición a TMG a los dos años, diagnósticos específicos

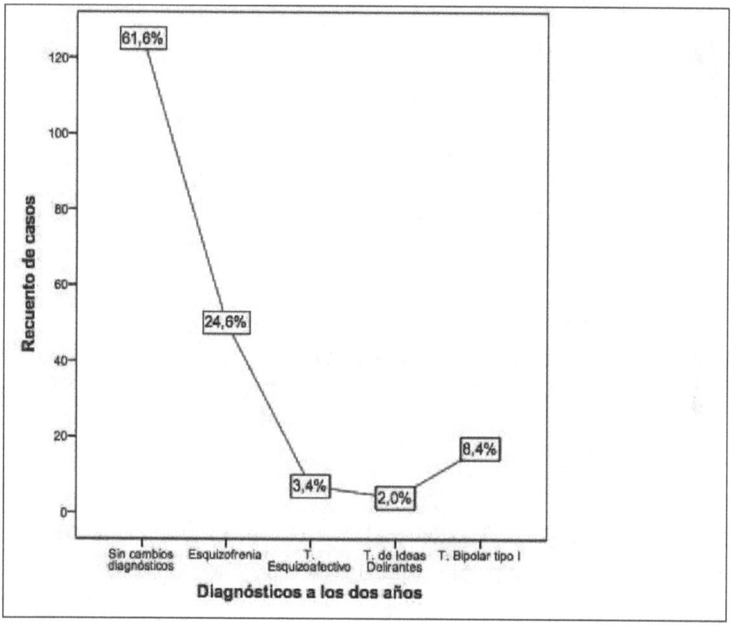

A los 5 años, los casos de esquizofrenia aumentan (n=82; 42,1%), manteniéndose como diagnóstico más frecuente. El T. Bipolar tipo I vuelve a ser el segundo diagnóstico más frecuente a los 5 años, aumentando a casi el doble de casos (n=29; 14,9%). El 32,3 % (n=63) se mantiene sin cambios diagnósticos.

Figura 24: Transición a TMG a los cinco años, diagnósticos específicos

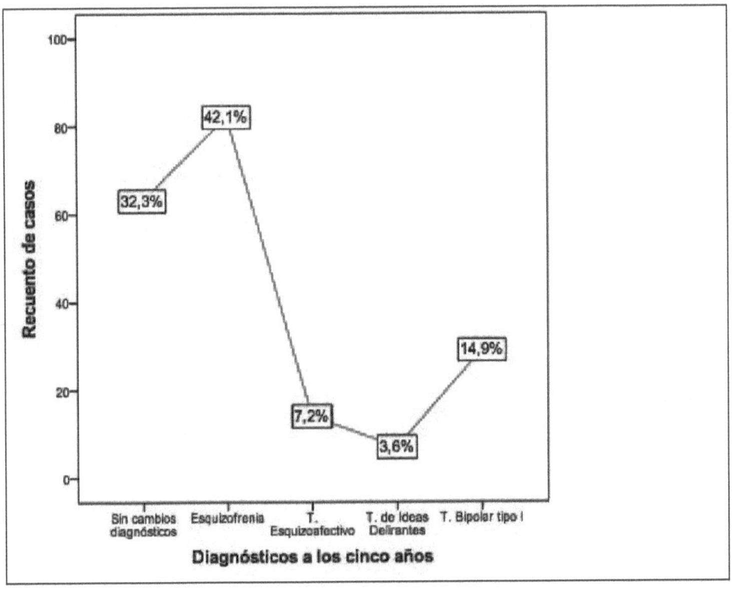

Si analizamos la transición a Trastorno Mental Grave en relación al diagnóstico de debut, a los dos años no se observan diferencias estadísticamente significativas (p=0,073).

Figura 25: Transición a TMG a los dos años, según diagnóstico de debut

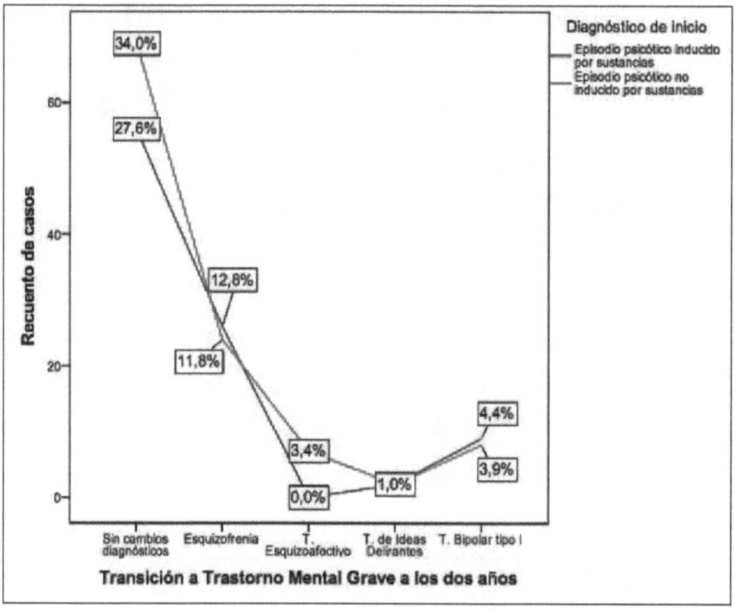

A los cinco años tampoco se observan diferencias estadísticamente significativas (p=0,070) tal y como se aprecia en la siguiente figura.

Figura 26: Transición a TMG a los cinco años, según diagnóstico de debut

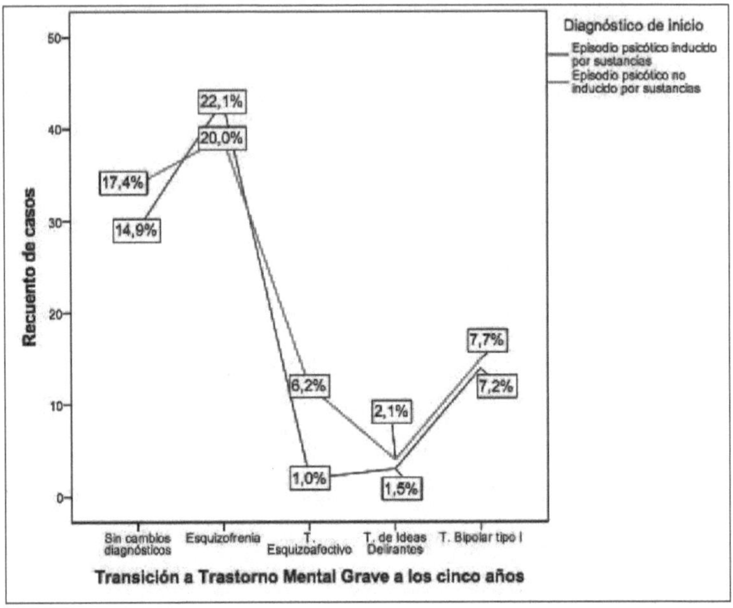

5.3.3.3 ESTABILIDAD DIAGNÓSTICA

Se realizó el análisis de un total de 195 casos, que fue el total de pacientes que permaneció en seguimiento todo el tiempo analizado en el estudio.

Al analizar los cambios diagnósticos específicos entre los dos y los cinco años de seguimiento, se obtienen los cambios diagnósticos relacionados detallados en la siguiente figura.

Figura 27: Estabilidad diagnóstica entre los 2 y los 5 años de seguimiento

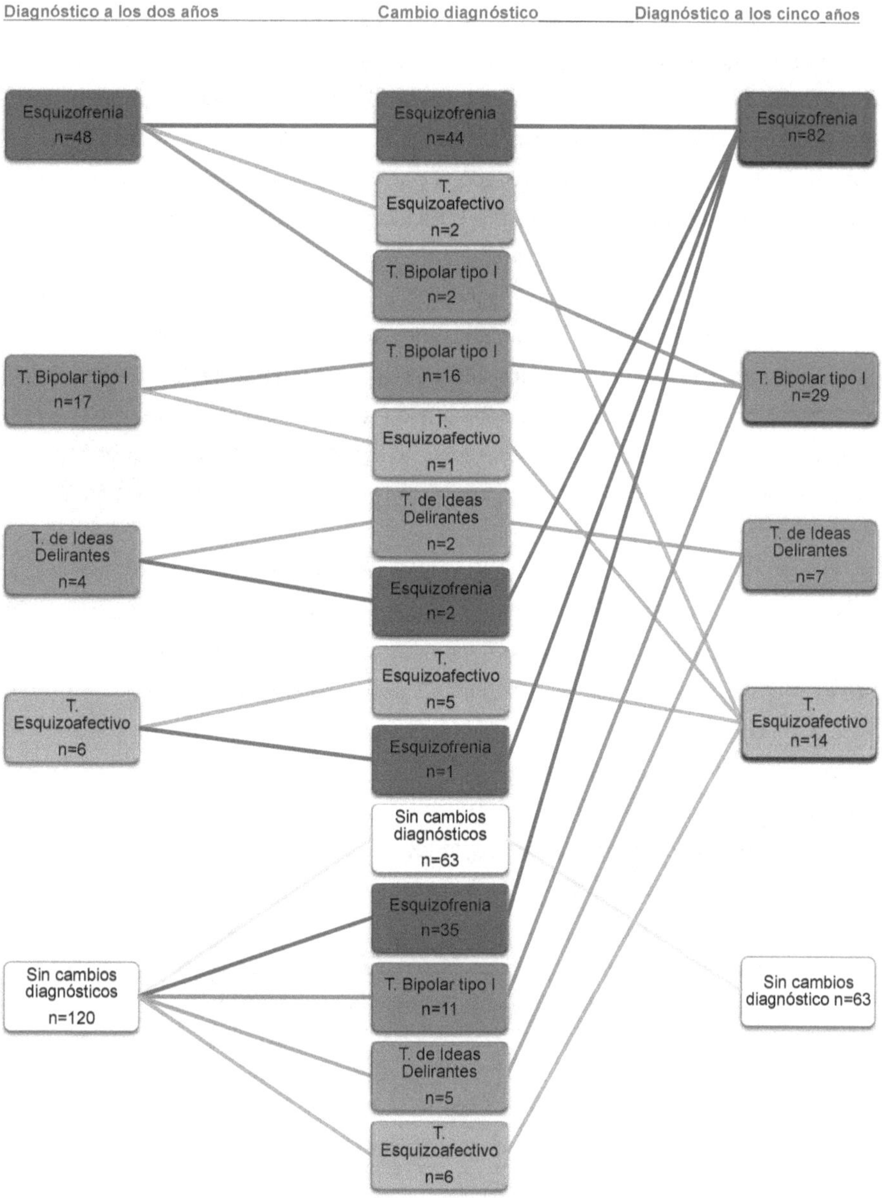

El diagnóstico de esquizofrenia es el más frecuente al final del seguimiento (n=82), con una estabilidad diagnóstica del **91,7%.** 44 pacientes diagnosticados de Esquizofrenia a los dos años, mantenían el diagnóstico al final del seguimiento. El aumento de casos de esquizofrenia a los 5 años se debe a un total de 35 casos sin cambio diagnóstico previo que sufren transición a esquizofrenia, así como a 2 casos de T. de Ideas Delirantes, y 1 caso de T. Esquizoafectivo. Por otro lado, 4 pacientes con Esquizofrenia a los 2 años, pasaron a diagnosticarse de T. Bipolar y T. Esquizoafectivo a los 5 años.

El T. Bipolar tipo I es el segundo diagnóstico más frecuente al final del seguimiento (n=29), con una estabilidad diagnóstica del **94,1%.** 16 pacientes conservan el diagnóstico desde los dos a los cinco años. Se evidencia un aumento de casos desde los 2 años (n=17) a costa de 11 pacientes que previamente no habían sufrido cambio diagnóstico y de 2 pacientes previamente diagnosticados como Esquizofrenia. 1 paciente pierde el diagnóstico de T. Bipolar por el de T. Esquizoafectivo a los 5 años.

El tercer diagnóstico más frecuente al final del seguimiento resulta ser el T. Esquizoafectivo (n=14), con una estabilidad diagnóstica del **83,3%.** A los 2 años este grupo se componía sólo de 6 casos. A los 5 años, 6 pacientes sin cambio diagnóstico previo recibían este diagnóstico, así como 2 casos de Esquizofrenia y 1 caso de T. Bipolar. 1 paciente que previamente estaba diagnosticado de T. Esquizoafectivo, se diagnosticó como Esquizofrenia a los 5 años.

Por último, el diagnóstico menos frecuente fue el de T. de Ideas Delirantes (n=7), con una estabilidad diagnóstica del **50%.** A los dos años, este diagnóstico se dio en 4 casos. De esos 4 casos, sólo 2 mantienen el diagnóstico a los 5 años, pasando los otros dos pacientes al diagnóstico de Esquizofrenia. 5 pacientes sin cambio diagnóstico previo fueron diagnosticados de T. De Ideas Delirantes a los 5 años.

5.4. FACTORES RELACIONADOS CON LA TRANSICIÓN A TRASTORNO MENTAL GRAVE. REGRESIÓN LOGÍSTICA.

5.4.1. TRANSICIÓN A TRASTORNO MENTAL GRAVE A LOS DOS AÑOS

Se han analizado 203 casos perdiendo un 28%, siendo el ajuste global del modelo de regresión logística del 72,4%. En la Tabla XL se muestran los OR ajustados por todas las variables incluidas en el modelo, con sus intervalos de confianza al 95%.

Para la transición a TMG a los dos años confieren riesgo estadísticamente significativo la edad menor de 30 años en el primer episodio (OR=2,3 (1-5 IC 95%) y presentar reingresos (OR=8,7 (4,1-18,5 IC 95%). Presentar delirio erotomaniaco reduce el riesgo de transición a TMG de forma estadísticamente significativa (OR=0,2 (0,5-0,8 IC 95%).

Tabla XL: Trastorno Mental Grave a los dos años. Regresión Logística

Variables		OR	IC 95%	
			Inferior	Superior
Demográficas	Hombre	0,9	0,4	1,9
	Edad menor de 30 años	**2,3***	**1**	**5**
	Soltero	0,9	0,3	2,5
Hospitalización primer episodio	Psicosis inducida	1,5	0,4	5,2
	Cannabis	0,5	0,1	1,8
	Adecuación terapéutica	1	0,5	2,1
Clínica primer episodio	Delirio de control-influencia	0,8	0,4	1,6
	Delirio megaloide	0,4	0,1	1,1
	Delirio místico-religioso	1,1	0,4	3
	Delirio erotomaniaco	**0,2***	**0,5**	**0,8**
	Alucinaciones visuales	0,3	0,8	1,5
	Alucinaciones auditivas	0,9	0,4	1,9
	Alucinaciones cenestopáticas	1,6	0,5	5,1
	Desrealización/Despersonalización	1	0,3	3,7
	Manía	2,2	0,6	8,2
	Angustia	1,6	0,5	4,9
	Disforia	1,7	0,5	5,4
	Depresión	2,1	0,6	7
Seguimiento	Reingresos	**8,7***	**4,1**	**18,5**

5.4.2. TRANSICIÓN A TRASTORNO MENTAL GRAVE A LOS CINCO AÑOS

Se han analizado 195 casos perdiendo un 30,9%, siendo el ajuste global del modelo de regresión logística del 79,5%. En la Tabla XLI se muestran los OR ajustados por todas las variables incluidas en el modelo, con sus intervalos de confianza al 95%.

Para la transición a TMG a los cinco años confieren riesgo estadísticamente significativo presentar delirios megaloides en el primer episodio (OR=4,8 (1,1-20,6 IC 95%) y presentar reingresos (OR=21,2 (7,5-59,7 IC 95%).

Tabla XLI: Trastorno Mental Grave a los cinco años. Regresión Logística

Variables		OR	IC 95%	
			Inferior	Superior
Demográficas	Hombre	1,5	0,6	3,7
	Edad menor de 30 años	1,7	0,7	4,1
	Soltero	0,5	0,1	1,6
Hospitalización primer episodio	Psicosis inducida	0,4	0,1	1,5
	Cannabis	1,6	0,4	6,6
	Adecuación terapéutica	1,1	0,4	2,6
Clínica primer episodio	Delirio de control-influencia	0,8	0,3	1,9
	Delirio megaloide	**4,8***	**1,1**	**20,6**
	Delirio místico-religioso	0,3	0,1	1,1
	Delirio erotomaniaco	0,6	0,1	3
	Alucinaciones visuales	0,6	0,2	2,3
	Alucinaciones auditivas	0,8	0,3	1,9
	Alucinaciones cenestopáticas	2	0,5	7,9
	Desrealización/Despersonalización	0,3	0,1	1,4
	Manía	1,5	0,4	6,3
	Angustia	0,3	0,1	1
	Disforia	1,4	0,4	4,8
	Depresión	0,7	0,2	2,4
Seguimiento	Reingresos	**21,2***	**7,5**	**59,7**

6. DISCUSIÓN

6. DISCUSIÓN

La población de pacientes analizada proviene de los ingresos en una unidad de agudos de un hospital general por presentar clínica compatible con un primer episodio psicótico y su perfil clínico y socioeconómico es similar al de cualquier otro grupo de pacientes ingresados en el ámbito nacional, tal y como se observa en los datos extraídos del Conjunto Mínimo Básico de Datos (CMBD) obtenidos a través del Instituto Nacional de Estadística (Ver Tabla I).

6.1. PRIMER EPISODIO PSICÓTICO

Respecto al sexo de la población de estudio, existe un claro predominio de varones, en comparación con lo observado en otros trabajos de primeros episodios psicóticos, aunque los resultados son variables.[357,358] Esta diferencia en el género se da también en estudios de primeros episodios que incluyen diagnósticos finales como la esquizofrenia que tiene habitualmente más presencia en el género masculino, así como la depresión con síntomas psicóticos, que tiene más presencia en el género femenino.[120]

El hecho de que nuestra población analizada esté formada por dos tercios de población masculina y un tercio de femenina, concuerda con la composición por sexos que encontramos en estudios de pacientes con esquizofrenia.[359]

La edad media en el primer ingreso en nuestra población fue de 31,6 años, ligeramente más elevada que en otros estudios que valoran la edad de inicio de los síntomas psicóticos. En un estudio canadiense[360] fue de 25,6 años, similar a los resultados obtenidos en el estudio de Cantabria,[119] mientras que en un estudio australiano[361] fue de solo 24,4 años.

Es importante recalcar que una gran parte de los estudios de primeros episodios psicóticos se realizan en poblaciones jóvenes, en servicios de atención precoz a las psicosis, excluyéndose aquellos pacientes con debuts más tardíos y dando como resultado edades de inicio más bajas. Por otro lado, los estudios señalados valoran la edad de inicio de los síntomas y no de la primera hospitalización, como es nuestro caso. Habitualmente el momento de la primera hospitalización por síntomas psicóticos viene precedido por una fase prodrómica previa que puede durar hasta 5 años,[362,363] lo que justificaría la elevada edad encontrada en nuestro estudio.

En nuestra investigación los factores asociados a una menor edad en el primer ingreso fueron el sexo masculino, presentar psicosis inducida y la asociación con cannabis en el primer episodio.

Respecto al sexo, se observa una edad de inicio casi 6 años menor en la población masculina (29-30 años en hombres vs 35-36 años en mujeres), tendencia que sigue la línea de otros estudios.[364,365] Sin embargo, esta diferencia en la edad de inicio entre sexos es mayor que la encontrada para los principales diagnósticos de Trastorno Mental Grave.[120] Algunos estudios observan una diferencia en el género, de forma que en su mayoría son mujeres quienes permanecen en el grupo de psicosis aguda, no evolucionando a Trastorno Mental Grave aunque la diferencia no es significativa,[366] excepto al referirnos a la Esquizofrenia en el rango de edad entre los 50 y los 68 años, donde se observa una mayor incidencia de la enfermedad en mujeres.[367]

Por otro lado, la diferencia en cuanto a la edad de inicio entre sexos es uno de los hallazgos más reproducidos en la Esquizofrenia.[368] Según la mayoría de estudios,[369,370] en los hombres el debut se produce entre los 18 y los 25 años, mientras que en las mujeres la edad oscila entre los 25 y 35 años. Sin embargo, los resultados respecto al género han resultado contradictorios en varios estudios de evolución de psicosis no inducidas,[371,372] ya que algunos autores no encuentran diferencias entre el sexo y la edad de inicio de la enfermedad psicótica.[373,374] La disparidad de resultados en este sentido se ha intentado explicar por la presencia de antecedentes familiares de

Trastorno Mental Grave,[375,376] reduciéndose las diferencias en la edad de inicio en grupos donde sí se observaba historia familiar.

Respecto a la psicosis inducida, observamos que la primera hospitalización se adelantaba casi 7 años en este grupo (34,8 años en psicosis no inducidas vs 28 en psicosis inducidas), resultados similares a los obtenidos en el estudio de Veen y cols.[293] Otros estudios ya han señalado que la edad del debut en pacientes consumidores de sustancias, en especial cuando el cannabis está asociado, es menor que en aquellos que no lo consumen, concluyendo incluso que el diagnóstico de Esquizofrenia se produce en edades más tempranas, por lo que el tiempo de evolución de la enfermedad es mayor a lo largo de la vida.[54,55]

En relación a la asociación con cannabis, se observó que el primer ingreso se producía casi 8 años antes (26-27 en los consumidores de cannabis y 34-35 años en el resto) si esta sustancia estaba asociada en el debut. Otros estudios también determinan que la edad en el inicio del consumo de cannabis está directamente asociada con la edad de inicio de psicosis y la edad de la primera hospitalización, evidenciándose una relación estadísticamente significativa, incluso tras ajustar los factores de confusión y consistente con la hipótesis de que el cannabis puede causar o precipitar el inicio de una psicosis después de un periodo prolongado de tiempo.[377] Un metaanálisis que analiza la edad de debut de la psicosis entre el cannabis y otras sustancias también señala una menor edad de inicio (casi 3 años menos) para el cannabis en comparación con otras sustancias.[201]

Varios autores han señalado al cannabis como principal factor implicado en el debut a edades tempranas, situándolo como factor independiente no relacionado con el sexo ni con el uso de otras sustancias no cannabinoides,[378] aunque Sevy y cols.[379] refieren que la relación entre el uso de cannabis y una menor edad de inicio de la psicosis podría explicarse por variables sociodemográficas y el sexo predominante masculino de esta población, tal y como ocurre en nuestro estudio.

Estos datos en relación a una menor edad en el primer ingreso tienen una especial relevancia clínica: el hecho de producirse un debut más temprano, aumenta el riesgo de sufrir una nueva recaída psicótica a lo largo de la vida, así como mayores consecuencias a nivel neurobiológico, especialmente en aquellos pacientes de menor edad,[310,311,380] que se encuentran en fase de maduración cerebral, con mayor deterioro posterior y evidentemente, mayores costes socio-sanitarios a largo plazo.

Respecto a la situación sociodemográfica se objetivó una mayoría de pacientes con estado civil soltero y nivel de estudios entre primarios y secundarios. Este tipo de hallazgos, que relacionan a la población de pacientes con psicosis con condiciones más desfavorables que la población general respecto al funcionamiento social, son similares a los obtenidos en estudios en otras partes del mundo[381-383] donde se objetiva que la tasa de matrimonios es considerablemente reducida, especialmente en pacientes con Esquizofrenia.[384] Ninguna variable sociodemográfica arroja diferencias entre el grupo de psicosis inducida y no inducida en nuestra población.

Tampoco se objetivan diferencias en los antecedentes familiares de Trastorno Mental Grave entre psicosis inducidas y no inducidas. Existe una importante controversia en este aspecto, ya que mientras la relación entre antecedentes familiares y psicosis se ha establecido principalmente para las psicosis no inducidas,[385] se obtienen resultados muy diversos al analizar esta asociación en la psicosis inducida. Resultados similares a los obtenidos por nuestra investigación se observaron en un estudio realizado en Inglaterra con pacientes diagnosticados de Esquizofrenia, donde tampoco se objetivaron diferencias entre los pacientes que consumían cannabis y los que no en el primer episodio, en relación a los antecedentes familiares.[386] Concluyen que la psicosis inducida por esta sustancia y el inicio de una Esquizofrenia serían indistinguibles. Múltiples estudios han obtenido resultados similares.[60,387] Estos datos apoyarían una asociación entre el abuso de sustancias y la psicosis debido a una vulnerabilidad genética. Sin embargo, otros autores sí que observan una asociación positiva entre los pacientes con una psicosis inducida por cannabis y la presencia de antecedentes familiares de Esquizofrenia[267] respecto a los pacientes con psicosis no inducidas, aunque en el estudio el número de sujetos incluidos fue muy bajo.

Respecto a los días de estancia hospitalaria en el debut psicótico se objetivan estancias hospitalarias cortas, entre 14 y los 16 días, sin diferencias significativas respecto a la psicosis inducida y no inducida. Estancias medias de alrededor de 12 días en pacientes con psicosis inducidas han sido descritas en estudios de primeros episodios,[12] estableciéndose mayores días de hospitalización en comparación con primeros episodios no inducidos. Otros estudios también evidencian mayor estancia en los primeros episodios psicóticos inducidos por sustancias,[388] diferencia no objetivada en nuestro estudio, aunque los datos son difícilmente comparables por la distinta estructura de los servicios hospitalarios.

Por otra parte, la velocidad de remisión sintomática suficiente que permita dar de alta al paciente va a favor de los criterios diagnósticos de la CIE-10, que establece que la duración del episodio no debe exceder en un mes, resaltándose la evolución aguda del cuadro.[95] La estancia media de las unidades de agudos de Psiquiatría varía entre diversos países, situándose en el rango entre 10 y 43 días en los países desarrollados.[389-392] En el periodo evaluado, la estancia media en días para el GRD Psicosis en la Unidad de Internamiento Breve de nuestro hospital fue de 22,3 días,[393] lo que va a favor de la respuesta rápida al tratamiento en pacientes con un primer episodio psicótico.

Centrándonos en la clínica del episodio psicótico inducido por sustancias en comparación con las psicosis no inducidas, se observan escasas diferencias en los resultados de nuestro estudio, exceptuando la mayor presencia de ideación delirante de filiación en psicosis inducidas y la de alucinaciones en psicosis no inducida. La implicación de las sustancias psicoactivas en la aparición de clínica psicótica de características "atípicas" es un asunto discutido de manera recurrente en la literatura.[298] La controversia se ha centrado especialmente en el concepto de "psicosis por cannabis". Muchos estudios han intentado establecer un perfil clínico distinto del de otras psicosis, sin éxito,[394-396] y concluyendo que no existe evidencia suficiente que apoye la validez de este cuadro como entidad diagnóstica propia. Varios síntomas nucleares han sido descritos como característicos de la "psicosis por cannabis", pero el significado concreto del término nunca ha sido bien establecido.[397]

Respecto a las psicosis primarias tampoco se ha descrito una diferencia psicopatológica significativa entre las psicosis agudas transitorias y otras psicosis como esquizofrenia, trastorno esquizoafectivo y trastorno bipolar; salvo que en las primeras la labilidad emocional y la ansiedad tanto al inicio de la enfermedad como a largo plazo están más presentes.[398] Algunas investigaciones atribuyen mayor gravedad clínica, así como mayores días de estancia hospitalaria a las psicosis inducidas por sustancias[388] en la población de primeros episodios, aunque en general el análisis detallado y específico de la clínica psicótica delirante, alucinatoria y afectiva está poco estudiado.[399]

En pacientes con diagnóstico de Esquizofrenia se sugiere que el abuso de sustancias afecta a la presentación clínica presentando más síntomas depresivos, mayor desorganización cognitiva y mayor presencia de síntomas positivos y negativos[291,400] conclusiones que no se corresponden con nuestros resultados. Un estudio retrospectivo, realizado en Asia,[401] que analiza la clínica entre episodios psicóticos inducidos por varias sustancias y no inducidos, tampoco encuentra diferencias en la presentación clínica.

Centrándonos en nuestros resultados, la presencia de ideación delirante fue el síntoma más frecuente de entre todos los analizados (95% de los sujetos) y su presencia se ha señalado como indicadora de peor funcionalidad y desarrollo de síntomas negativos a corto plazo.[402] La temática delirante más habitual fue la de perjuicio (en prácticamente el 50% de los pacientes de ambos grupos diagnósticos), resultados similares a otras investigaciones centradas en la psicopatología de los primeros episodios.[403] Se objetivó una diferencia en la temática de filiación a favor de las psicosis inducidas respecto a las no inducidas, aunque hay que tener en cuenta el número de pacientes con esta temática fue reducido. No hemos encontrado en la bibliografía disponible estudios de psicopatología que repliquen este resultado.

Respecto a las alucinaciones, estas se dieron en el 70% de los sujetos. Se observaron diferencias, siendo un síntoma más frecuente en las psicosis no inducidas de manera significativa. Este dato contrasta con otro estudio retrospectivo[13] que señala mayor presencia de alucinaciones auditivas en pacientes psicóticos con consumo de sustancias al inicio de la enfermedad. Es posible que las diferencias se deban a que la población de ese estudio se centró exclusivamente en pacientes con Esquizofrenia, mientras que la actual investigación incluyó primeros episodios con distintos diagnósticos finales.

En cuanto al afecto, casi el 80% de los sujetos presentaron alteraciones, siendo la angustia el estado de ánimo más frecuente. Varios estudios señalan el papel de la ansiedad y la ansiedad social en los primeros episodios, así como su relación con la presencia de ideas delirantes de perjuicio, que en nuestro estudio fue el síntoma más frecuente.[404,405] Por otro lado no se observan diferencias en el afecto entre las psicosis inducidas y no inducidas, en contraste con otros estudios que señalan el consumo de cannabis como inductor de más síntomas depresivos y ansiosos.[273]

Respecto a los síntomas negativos no se observaron diferencias entre ambos grupos diagnósticos. Es destacable el bajo número de pacientes con síntomas negativos en nuestro estudio (menos del 10%), en comparación con otros estudios de primeros episodios.[406,407] Las diferencias son atribuibles de nuevo a las distintas poblaciones objeto de análisis: los estudios de síntomas negativos se han realizado en su mayoría solo en pacientes con esquizofrenia.

En las alteraciones del nivel de conciencia tampoco se objetivaron diferencias entre grupos, en contra de algunos autores que atribuyen a la psicosis inducida por cannabis mayor frecuencia de este síntoma en publicaciones de casos únicos,[250] hallazgo poco replicado en la literatura.

Respecto al tipo de antipsicótico usado en el tratamiento del primer episodio, más del 80% de los sujetos recibieron antipsicótico atípico oral en monoterapia, existiendo un porcentaje muy reducido de pacientes con tratamiento en combinación. Más de un 60% recibió además dosis terapéutica del fármaco. A pesar de que varias revisiones y metaanálisis han señalado la similar eficacia entre los antipsicóticos típicos y atípicos,[408] señalándose como diferencias principales entre ambos los distintos efectos secundarios, esta cuestión aún permanece en controversia por la ausencia de evidencia empírica.[409,410] Mayor aceptación general recibe la idea de la existencia de una mayor respuesta terapéutica con mayores tasas de remisión sintomática en los primeros episodios en comparación con pacientes con múltiples recaídas en la evolución.[411-414] Estos estudios, sugieren una mayor sensibilidad a los efectos secundarios en los primeros episodios, señalándose la necesidad de usar dosis reducidas para obtener la remisión sintomática.

En nuestro estudio, casi el 18% de los sujetos recibieron dosis infraterapéutica de antipsicótico, porcentaje similar al englobar a aquellos con dosis elevada (casi un 7%) y en combinación (casi un 10%), no encontrándose diferencias entre aquellos con psicosis inducida y no inducida. Algunos estudios sin embargo, atribuyen a la presencia de sustancias en el primer episodio, una peor respuesta al tratamiento antipsicótico con necesidad de utilizar dosis más elevadas,[17] así como la tendencia en el episodio agudo al uso más frecuente de antipsicóticos en combinación.[351] Otros estudios relacionan la existencia de afecto maníaco con una buena respuesta al tratamiento antipsicótico.[415] En este sentido, la presencia de alteraciones afectivas en los primeros episodios psicóticos se relacionaría con una mejor respuesta al tratamiento.[416]

En el grupo diagnóstico de psicosis inducida, el cannabis fue la sustancia asociada con más frecuencia, sumando casi el 80% de los casos al englobar los sujetos con consumo de la sustancia tanto sola como en combinación. La presencia del cannabis como sustancia más asociada al desarrollo de síntomas psicóticos se ha constatado en numerosos estudios,[6,10] objetivándose porcentajes algo inferiores al obtenido en nuestra población (cercanos al 50%), en sujetos con primeros episodios psicóticos. Se sabe que existen importantes diferencias entre distintas poblaciones en cuanto al consumo de cannabis, ya que el porcentaje de consumidores oscila en un rango entre un 13% en un estudio australiano[417] y un 75% en un estudio canadiense.[5] No es descartable que la alta presencia del cannabis en nuestro estudio tenga que ver con la población analizada, ya que se ha descrito que los pacientes consumidores de cannabis tienen mayores tasas de hospitalización[12] en comparación con los no consumidores.

El cannabis también se ha asociado de forma recurrente con el riesgo de desarrollar esquizofrenia,[54,293] así como al abandono de tratamiento.[418] Pocos estudios se han centrado en el riesgo de desarrollar otras psicosis no esquizofrénicas.

Respecto al resto de sustancias, los estudios observan porcentajes similares a los obtenidos en esta investigación,[11,14] aunque existen muy pocos estudios disponibles que valoren todos los tipos de sustancias. Un estudio de primeros episodios psicóticos realizado en nuestro país en población joven (entre 9 y 17 años de edad)[419] sitúa a la nicotina y al cannabis como sustancias más consumidas, seguidas del alcohol y la cocaína. Los resultados de nuestro estudio son muy similares, salvando el hecho de que sólo hemos evaluado las sustancias inductoras de síntomas psicóticos, no las sustancias consumidas no relacionadas con la aparición de estos síntomas. Estudios de neurobiología confirman alteraciones cerebrales similares en pacientes con esquizofrenia y psicosis inducidas por el uso de sustancias psicoestimulantes,[420] datos en concordancia con nuestro estudio donde la cocaína y las anfetaminas fueron las sustancias asociadas al primer episodio con más frecuencia tras el cannabis.

6.2. EVOLUCIÓN EN EL SEGUIMIENTO A 5 AÑOS

En nuestro estudio, de los 205 pacientes en seguimiento, el 48,8% (100 pacientes) tienen al menos un reingreso hospitalario por descompensación psicótica en los 5 años posteriores al debut. Sin embargo, el porcentaje de recaídas (concepto caracterizado por la disparidad de criterios según los autores), al considerar sólo pacientes con

Esquizofrenia, suele ser mayor en ese tiempo de seguimiento, oscilando entre en un porcentaje entre el 30 y el 60% de recaídas a los dos años[312] y alcanzando el 82% a los 5 cinco años para Robinson y cols.[326]

En el estudio de Cantabria[119] se objetivó que el 23,6% no recaían tras los 3 primeros años. Hay que tener en cuenta que estos datos provienen de valorar las recaídas y no las rehospitalizaciones. En un estudio de 25 pacientes con psicosis aguda transitoria se objetivó también como los pacientes cuyo diagnóstico final es el de esquizofrenia presentaron mayor número de recaídas.[366] El menor porcentaje de reingresos en nuestro estudio está directamente relacionado con la población de estudio, que incluye tanto a pacientes con psicosis inducidas por sustancias como pacientes sin diagnóstico final de psicosis crónica, lo que implica un mayor porcentaje de episodios psicóticos únicos en la evolución. Por otro lado, la media de reingresos obtenida en nuestra población (1,7 +/-1,1), es similar a la encontrada en un estudio de Singh y cols.[421] que evalúo los 3 primeros años tras el debut.

En nuestros resultados objetivamos que los pacientes varones con psicosis inducida por cannabis en el debut, reingresaron en mayor medida que el resto, objetivándose además que los pacientes que presentaron más de un reingreso eran más jóvenes que los que solo reingresaron una vez (26 años de media vs 33 años de media). Otros estudios confirman la asociación del sexo masculino, la edad joven y el consumo de cannabis con una peor evolución en los primeros años de la enfermedad.[9] Además, el cannabis se asoció de forma significativa con los dos primeros reingresos en el tiempo de seguimiento de nuestra investigación, resultados en concordancia con los obtenidos en un metaanálisis donde sólo el cannabis se asoció de forma consistente con el mayor riesgo de recaída y de no adherencia al tratamiento en pacientes con psicosis.[422]

Otros estudios señalan la influencia del cannabis en la evolución de los primeros años de enfermedad. Por un lado, la continuación del consumo de sustancias tras el debut triplicaría el riesgo de reingresos en los 2 primeros años,[22] dato no replicado en nuestro estudio, donde las diferencias entre los reingresos en base al consumo no fueron de tal entidad. El consumo de cannabis en los primeros años se ha asociado con el sexo masculino, una menor edad en el inicio y mayor presencia de síntomas positivos en la evolución.[9] También en pacientes con esquizofrenia, el uso de sustancias se ha relacionado con mayor número de hospitalizaciones en la evolución, especialmente en pacientes que cumplían criterios de dependencia.[423,424]

En nuestra población se objetivó que de los 100 pacientes que reingresaron, 17 pacientes lo hicieron en una segunda ocasión y sólo 12 pacientes reingresaron 3 veces, lo que equivale a que el 38% ingresó más de una vez. Estos datos son más optimistas que los aportados por Lieberman,[425] que señala que en los 10 años posteriores al debut, los pacientes con esquizofrenia que recaen una vez tienen más riesgo de recaer en los años posteriores, llegando a objetivar un 81,9 % de recaídas en pacientes con un solo episodio y un 86% en aquellos que presentaron hasta tres episodios. Las diferencias obtenidas en nuestro estudio probablemente tengan que ver con la diferente variable resultado (recaída versus reingreso), así como por la población de su estudio (únicamente pacientes con diagnóstico de Esquizofrenia) y el mayor tiempo de seguimiento del estudio de Lieberman (10 años).

Entre los factores asociados a los reingresos en nuestro estudio de manera predictiva (obtenidos en la regresión logística) encontramos que el consumo de cannabis, la presencia de ideación delirante de tipo control-influencia, y la presencia de afecto maniaco y angustia en el primer episodio, predecían de forma significativa la posibilidad de reingresar en los 5 primeros años de enfermedad.

El impacto del consumo de cannabis en la evolución es un resultado replicado en múltiples estudios y metaanálisis.[426] Sin embargo, existe mucha menos información en relación a la asociación entre ciertos síntomas en el primer episodio y el aumento de reingresos a corto plazo. Respecto al delirio de control e influencia, un estudio español[427] encuentra que es el único síntoma que se relaciona con un cambio diagnóstico a esquizofrenia a los dos años tras un primer episodio psicótico. Aunque no existe un consenso claro sobre la relación entre la psicopatología inicial y el pronóstico posterior, en un estudio de Addington y cols.[428] de factores predictivos de ingreso hospitalario en primeros episodios psicóticos, concluyen que la presencia de puntuaciones altas de síntomas positivos en las escalas de evaluación al inicio de la enfermedad, aumentan el riesgo de reingresar a los dos y a los tres años tras el debut. También concluyen que el sexo masculino se asocia a más reingresos, en concordancia con nuestros resultados que relacionan el sexo masculino con una mayor probabilidad de reingresar más de una vez, en comparación con las mujeres.

Respecto a las alteraciones del afecto, un estudio realizado en Nueva York[429] en pacientes con esquizofrenia, trastorno bipolar y depresión con síntomas psicóticos que ingresan por primera vez, concluye que el factor más asociado al reingreso precoz (en los 3 meses siguientes al primer alta hospitalaria) es la presencia de alteraciones afectivas no tratadas de forma específica durante la primera hospitalización. En nuestro estudio, la presencia de manía y angustia al inicio triplicaba el riesgo de reingresos, lo que iría a favor de realizar intervenciones específicas sobre estos síntomas nucleares que pueden fomentar la persistencia sintomática.

Evaluando el tiempo de reingreso, la media para el primer reingreso es de 8 meses tras el debut y de 18 meses tras el debut para una segunda rehospitalización, no existiendo diferencias en cuanto al diagnóstico de inicio. Que el primer reingreso se sitúe en el primer año tras el inicio de la enfermedad va a favor de las recomendaciones de la APA[430] de mantener el tratamiento antipsicótico en el primer año de la enfermedad por considerarse el tiempo de mayor riesgo de recaída, aunque diversos autores advierten que la discontinuación del tratamiento antipsicótico en los 5 primeros años aumenta el riesgo de recaída al doble en los primeros dos años[327] o incluso hasta en 5 veces en los primeros 5 años.[413] En pacientes con múltiples episodios también se han evidenciado mayores tasas de recaídas en aquellos que discontinuaron el tratamiento.[431]

En nuestro estudio todos los pacientes que presentaron reingresos tenían tratamiento antipsicótico pautado en el tiempo de seguimiento, observándose como a medida que se producen más reingresos la estrategia terapéutica se modifica a favor del uso de combinación de antipsicóticos y de dosis más altas, encontrándose diferencias significativas hasta el tercer reingreso. Lieberman, en su estudio prospectivo de 10 años, ya observó un patrón de disminución de respuesta al tratamiento a medida que se daban recaídas,[425] en lo que se ha dado en llamar resistencia terapéutica. Estudios recientes en pacientes con esquizofrenia y trastorno esquizoafectivo y uso de cannabis[432] establecen la necesidad de mayor dosis de antipsicótico para conseguir la remisión aunque los resultados son preliminares, ya que la interacción del cannabis con los fármacos antipsicóticos está muy poco estudiada.

En nuestra población la discontinuación de antipsicóticos se dio en 18 pacientes a los 2 años (17,1% de los que no reingresan; 6,4% del total) aumentando a 36 pacientes a los 5 años (34,2% de los que no reingresan; 12,8% del total), manteniéndose estos sin reingresos entre ambos puntos de corte. En estudios de primeros episodios en pacientes con esquizofrenia,[327] se objetiva que el riesgo de recaída se duplica en los dos primeros años si se discontinúa el tratamiento antipsicótico, concluyéndose como una práctica no recomendada en poblaciones con psicosis no afectivas.[433]

El hecho de que en nuestro caso, el grupo que no tenía tratamiento antipsicótico no haya reingresado probablemente esté relacionado con la población de estudio de primeros episodios y su heterogeneidad, ya que nuestra investigación incluyó cualquier tipo de psicosis aguda de inicio, incluyendo psicosis reactivas breves o psicosis atípicas, normalmente de buen pronóstico.[434] Esta subpoblación se consideraría distinta al resto, encontrándonos en la actualidad importantes dificultades para predecir de forma temprana la evolución de este grupo de pacientes, aunque serían necesarios más estudios que clarifiquen si existen diferencias sintomáticas entre este subgrupo y el resto.

De hecho, el tiempo necesario de tratamiento tras un primer episodio, sin haber existido recaídas posteriores es motivo de controversia.[435] Por un lado, la APA[430] recomienda un año de tratamiento, revisable según deseos del paciente y recomendaciones del psiquiatra. Sin embargo, la International Early Psychosis Association,[436] recomienda una intervención durante los 5 primeros años de enfermedad, incluyendo el mantenimiento del tratamiento antipsicótico durante un periodo superior a 2 años si el primer episodio fue grave y hasta 5 años si existen recaídas. En nuestro estudio, el mantenimiento o no del tratamiento probablemente esté relacionado con los cambios diagnósticos durante el periodo evaluado, encontrando que a los dos años y a los cinco años todos los pacientes con TMG tenían pautado antipsicótico, excepto un paciente con diagnóstico de T. Bipolar tipo I.

6.3. TRANSICIÓN A TRASTORNO MENTAL GRAVE Y ESTABILIDAD DIAGNÓSTICA

Hemos valorado la estabilidad diagnóstica de las psicosis agudas considerando solo la transición a trastorno mental grave, encontrándonos que a los 2 años casi el 40% de los pacientes (38,4%) habían sufrido esta transición, aumentando a casi el 70% (67,7%) a los 5 años. No encontramos diferencias en el sexo, edad ni en el diagnóstico de inicio entre los pacientes que modifican su diagnóstico y los que no, destacando que tanto la psicosis inducida como la no inducida en el debut presentaban un porcentaje similar de transición a TMG.

En un estudio noruego en los dos primeros años encuentran porcentajes de cambio parecidos,[437] en una muestra de 153 pacientes, obteniendo un 35,9% de cambio diagnóstico, especialmente a esquizofrenia y trastorno esquizoafectivo. En un estudio danés de 6 años de seguimiento[42] de 416 pacientes, observan un cambio diagnóstico a esquizofrenia y trastornos relacionados en casi la mitad de los sujetos al final del seguimiento, porcentajes inferiores a los obtenidos en nuestro estudio.

Otro estudio danés de 5426 pacientes y seguimiento al año, a los dos y a los cinco años,[438] observa un menor porcentaje de pacientes que presentan transición a TMG (el 55,2%) a los 5 años, siendo la transición más frecuente en hombres. Un estudio de 6 años de seguimiento realizado en Letonia[439] parte de una muestra muy similar a la población de nuestro estudio, analizando la estabilidad diagnóstica de 294 pacientes con edades medias en las mujeres de 35 años y 30 años en los hombres, y concluyendo que el 51% no presentó reingresos, datos similares al 51,2% de pacientes de nuestro estudio. Objetivan que de los sujetos que reingresan en el tiempo de seguimiento, el 73% modifica su diagnóstico a Esquizofrenia, sobre todo en los dos primeros años. En nuestro estudio sin embargo, la mayor cantidad de pacientes que sufren modificación diagnóstica se da entre el segundo y el quinto año.

Como ya hemos señalado, en nuestros resultados destaca la similitud de los porcentajes de transición a TMG obtenidos para las psicosis inducidas y no inducidas (psicosis no inducidas: 20,2%; psicosis inducidas: 18,2% a los dos años y 35,9% y 31,8% respectivamente a los 5 años). Este dato contrasta con un estudio de Whitty y cols.[48] que obtiene mayor inestabilidad en psicosis inducidas tras 4 años de seguimiento, así como mayor tendencia al diagnóstico de esquizofrenia y trastorno bipolar.

Respecto a la probabilidad de desarrollar una psicosis afectiva, encontramos que este diagnóstico es más frecuente en mujeres a los 5 años del debut, en concordancia con otros estudios de primeros episodios que sitúan al sexo masculino como más prevalente en las psicosis no afectivas y al sexo femenino en las psicosis afectivas.[440] Por otra parte, la media de edad de debut de los pacientes diagnosticados de psicosis afectiva a los dos años fue de 35 años, en comparación con los 26,8 años en pacientes diagnosticados de psicosis no afectiva. La mayor edad en pacientes con psicosis afectiva, sobre todo en las mujeres, es un resultado replicado en múltiples estudios que analizan las diferencias en el género en las psicosis.[375,441]

Centrándonos en diagnósticos específicos, en nuestro estudio el porcentaje de pacientes con esquizofrenia a los 5 años es del 42,1%, siendo el diagnóstico más frecuente, seguido del T. Bipolar en el 14,9% de los casos, del T. Esquizoafectivo en el 7,2% y el T. De Ideas Delirantes en el 3,6%. Estos resultados son muy similares a los obtenidos por Arendt y cols.[55] donde se evalúan 535 pacientes que presentan un primer episodio psicótico inducido por cannabis y un grupo control compuesto por pacientes sin historia de consumo de sustancias. En sus resultados, tras un seguimiento de más de 3 años, el 44,5% de pacientes con psicosis inducida en el inicio recibía un diagnóstico dentro del espectro esquizofrénico, mientras que el 4% recibía el de T. de Ideas Delirantes Persistentes, y sólo el 3,4 % recibía el de T. Bipolar. En nuestros resultados encontramos similares porcentajes en cuanto al T. De Ideas Delirantes pero una mayor incidencia en el caso del T. Bipolar. En el estudio de Arendt y cols. tampoco encontraron diferencias en la transición diagnóstica entre psicosis inducida y no inducida, y de forma concordante con nuestros resultados también objetivan una menor edad de inicio y predominio del sexo masculino en el grupo de psicosis inducida. Encuentran además una proporción de recaídas del 77,2% (no valoran reingresos) y que sólo el 15,9% de pacientes no recibían tratamiento tras el debut, similares datos al 12,8% del total de pacientes de nuestro estudio.

Respecto a la estabilidad diagnóstica observada en los distintos cuadros de TMG entre los dos y los cinco años los diagnósticos más estables según nuestros resultados son el Trastorno Bipolar (94,1%) y la Esquizofrenia (91,7%). Este último fue, además, el trastorno más prevalente, con 82 pacientes al final del seguimiento y existiendo sólo 4 pacientes con cambio diagnóstico a otros trastornos, seguido del Trastorno Bipolar con síntomas psicóticos con 29 pacientes al final del seguimiento existiendo sólo un paciente con cambio diagnóstico a Trastorno Esquizoafectivo. Así como nos hemos referido a la alta inestabilidad diagnóstica de las psicosis agudas, tanto la Esquizofrenia como el Trastorno Bipolar son diagnósticos muy estables en la evolución, llegando a porcentajes de estabilidad del 97,3% y del 83,2%, respectivamente tras los primeros 18 meses,[134] manteniendo la estabilidad a los 10 años con porcentajes para la Esquizofrenia del 89,2% y para el T. Bipolar del 77,8%, según los resultados del estudio realizado en Suffolk County en Nueva York.[136] En ese estudio, obtienen que a los 10 años, el 50,7% de la muestra de primeros episodios psicóticos modificaban su diagnóstico en algún punto de la evaluación, presentando un aumento del 32% para la esquizofrenia y del 10% para el T. Bipolar en el décimo año. Este dato contrasta con el 70% de nuestros pacientes que presentó transición a TMG partiendo de un diagnóstico de psicosis aguda inducida y no inducida. El mayor porcentaje de cambio respecto al estudio de Suffolk tiene que ver con que en esa investigación ya desde el primer episodio más del 20% de los pacientes habían sido diagnosticados de esquizofrenia, no contándose por tanto en el grupo de cambio diagnóstico en la mayoría de los casos.

6.4. FACTORES RELACIONADOS CON LA TRANSICIÓN A TRASTORNO MENTAL GRAVE

En nuestros resultados para la transición a TMG a los dos años confieren riesgo significativo la edad menor de 30 años en el primer episodio y el presentar reingresos. A los cinco años, el riesgo aumenta en relación a la presencia de delirios megaloides en el primer episodio y de nuevo a los reingresos.

El factor más asociado con un cambio diagnóstico fue el hecho de presentar reingresos en el tiempo de evolución con un odds ratio de 8,7 a los 2 años y de 21,2 a los 5 años. En el estudio danés de 6 años de seguimiento[42] observaban un cambio diagnóstico a esquizofrenia y trastornos relacionados en casi la mitad de los sujetos al final del seguimiento y encontraron también que el factor asociado con más fuerza al cambio fueron los reingresos hospitalarios. La recurrencia de los episodios facilita el cambio diagnóstico a psicosis persistente, como evidencian otros estudios de seguimiento de primeros episodios como el realizado en Letonia,[439] donde objetivan que más del 70% de pacientes que reingresaban en los primeros años sufrían cambio diagnóstico a esquizofrenia.

Conviene señalar que en nuestro estudio el factor predictivo asociado con más potencia a los reingresos fue el consumo de cannabis en el primer episodio, con un odds ratio de 4. Ya estudios clásicos como el de Andreasson y cols.[260] objetivaron una relación entre la exposición a cannabis a los 18 años y el riesgo de un ingreso por descompensación psicótica en los 15 años siguientes, resultados replicados más tarde por Zammit y cols.[307] donde se concluyó que diversos factores de confusión no explicaban esa asociación. En dicho estudio, se observó que el riesgo de esquizofrenia disminuyó en el grupo de consumidores de cannabis a medida que pasaba el tiempo de seguimiento, sugiriéndose una vulnerabilidad genética previa que haría que estos pacientes desarrollaran una esquizofrenia en un cierto periodo de tiempo de exposición al cannabis, mientras que los que no tenían esa vulnerabilidad permanecerían sin cambios. Varios metaanálisis[124,126,442] han confirmado más riesgo de desarrollar psicosis persistentes con el uso de cannabis (odds ratio entre 1,41 y 2,34), no así de síntomas afectivos.

Un estudio de cohortes realizado en Alemania durante 10 años de seguimiento[443] también establece un odds ratio ajustado de 2,2 a los 3 años para la persistencia de síntomas psicóticos si continuaba el consumo de cannabis. Otro estudio de primeros episodios inducidos por sustancias[3] confirma que el mantenimiento de la abstinencia aumenta la remisión sintomática, aunque solo se valoró un periodo de tiempo de 18 meses.

Respecto a la edad, otros estudios relacionan una menor edad de inicio con mayor riesgo de diagnóstico de esquizofrenia.[444] En la población general la incidencia de esquizofrenia se sitúa al comienzo de la tercera década de la vida, reduciéndose con la edad,[445-448] aunque no es un dato replicado en todos los estudios de incidencia,[449] sugiriéndose que más allá de los 40 años de edad, el riesgo de esquizofrenia no aumenta.

Respecto a los síntomas del debut psicótico que predicen un cambio diagnóstico en nuestra población de estudio, encontramos que el cambio diagnóstico a los 5 años se relacionó con la presencia de delirios megaloides en el primer episodio, con un odds ratio de 4,8. Este dato contrasta con los resultados obtenidos por Pedrós y cols.,[427] que encuentran que el delirio de control influencia es el único síntoma predictor de un cambio diagnóstico a los dos años, aunque la muestra fue de solo 48 pacientes. Los delirios megaloides y de grandeza se han asociado a distintas psicosis persistentes, aunque han recibido mucha menos atención que síntomas como las alucinaciones auditivas.[450] Por un lado, es un síntoma frecuente en el Trastorno Bipolar tipo I, pudiendo aparecer hasta en dos tercios de los pacientes.[451] Su presencia también se ha vinculado al diagnóstico de Esquizofrenia, pudiendo aparecer en un 50% de los sujetos,[451] sugiriéndose una relación entre la paranoia y la grandiosidad. En estudios clásicos este tipo de delirio también se ha asociado a un peor pronóstico a los 10 años[452] y una menor adherencia al tratamiento,[453] lo que facilitaría las recaídas y el cambio diagnóstico a psicosis persistente en el tiempo de seguimiento. En relación a este dato, Knowles y cols.[454] recomiendan el abordaje psicoterapéutico temprano de este síntoma, señalando a la reestructuración cognitiva y la intervención centrada en el trauma como estrategias probablemente eficaces.

Por último, encontramos que presentar delirio erotomaniaco en el debut psicótico reduce el riesgo de transición a TMG de forma significativa a los dos años. Este dato resulta relevante y debe ser interpretado con precaución. Probablemente el significado de este hallazgo tenga relación con el hecho de que los delirios erotomaniacos se relacionen con psicosis aguda y no con psicosis crónica en nuestra población. Tradicionalmente, este tipo de delirios se han definido como crónicos y tendentes a la refractariedad[455,456] lo que iría en contra de nuestros resultados. Sin embargo, en una revisión de Kennedy y cols.[457] encuentran que la mayoría de pacientes con erotomanía responden a bajas dosis de antipsicótico y presentan una evolución a la remisión mayor que otros trastornos psicóticos. El propio De Clerambault[458] consideraba que la erotomanía podía aparecer como un síndrome transitorio, desarrollarse de forma súbita y no estar inscrito en un proceso psicótico global. Mullen[459] considera también que si el delirio se da en manía, en periodos de eutimia tiende a desaparecer, lo que iría a favor de un diagnóstico de psicosis aguda por la remisión sintomática encontrada en sus conclusiones. Seeman[460] por su parte, señala también que ciertos delirios erotomaniacos se relacionan más con los trastornos de personalidad y no con psicosis persistente, lo que iría a favor de los resultados obtenidos en nuestro estudio.

6.5. LIMITACIONES DEL ESTUDIO

Los resultados de este estudio deben ser evaluados considerando sus limitaciones.

Hay que tener en cuenta que el carácter retrospectivo del estudio puede dar lugar a mayor riesgo de sesgos, en comparación con estudios prospectivos.

En nuestra investigación no pudo ser evaluado el concepto de remisión sintomática tal y como se describe en el grupo de trabajo en la Esquizofrenia[461] en el año 2005 y que se define como la puntuación no superior a 3 (en un rango entre 1 y 7 puntos) entre los ítems principales de la escala PANNS.[462] Es importante recordar que la remisión sintomática no significa recuperación funcional en muchos pacientes tal y como se evidencia en distintos estudios de funcionalidad en pacientes con psicosis.[463,464] Sin embargo, la gran mayoría de pacientes de nuestro estudio fueron tratados con antipsicóticos en monoterapia y su estancia en la unidad de hospitalización fue eminentemente corta. Esto indicaría que los síntomas psicóticos agudos remitieron rápidamente y que la remisión completa se alcanzó probablemente en la mayoría de los casos.

La información sobre duración de psicosis no tratada, la personalidad premórbida y otros factores no puramente clínicos no ha sido recogida. Diversos estudios han identificado distintos perfiles clínicos en los primeros episodios psicóticos, diferenciando poblaciones que presentan de forma monosintomática delirios o alucinaciones, señalándose que los pacientes que sólo presentan alucinaciones presentan mayor duración de psicosis no tratada y mayor conciencia de enfermedad así como mayor riesgo de suicidio en los 5 primeros años de evolución.[465] Este tipo de datos no ha podido ser contrastado en nuestro estudio ya que no se valoró ninguno de esos dos aspectos de la evolución.

No se pudo controlar el uso regular de sustancias en el periodo de seguimiento, solo la presencia de sustancias psicoactivas en los reingresos por reagudización de la clínica psicótica. Sería deseable obtener información sobre la relación temporal y causal entre la continuación del consumo de sustancias tras el episodio índice y la presencia de nuevos episodios psicóticos a posteriori.

En el presente estudio se ha evaluado la evolución en base a los reingresos, no abordando el concepto de recaída. Varios autores establecen que la dificultad para medir el concepto de recaída[466] hacen preferible el uso de los reingresos como indicador de nuevos episodios en la evolución,[467] señalando que a pesar de su validez, puede ser difícil comparar su significado entre distintos sistemas de salud, donde pueden variar de forma destacable los distintos recursos hospitalarios así como el acceso a estos. En un estudio que evalúa ambas medidas de resultado[468] las dos se consideran válidas ya que se encuentran relacionadas en cuanto a frecuencia y en la evaluación de las mismas medidas de resultado finales. Se señala que la recaída puede ser más relevante en estudios clínicos pequeños mientras que la rehospitalización sería relevante en estudios con muchos pacientes, sirviendo además como un buen medidor de la calidad de los sistemas de salud. De hecho, incluso en países con programas de detección precoz como Australia,[469] el primer episodio psicótico se acompaña de un ingreso hospitalario en dos tercios de los sujetos especialmente si el episodio presenta clínica compatible con manía psicótica.

Algunos sesgos de confusión pueden haber influenciado en la evaluación de la edad de debut en el episodio índice. Como ya hemos comentado, el uso de sustancias, especialmente cannabis, es muy común entre adolescentes y jóvenes adultos, por lo que es probable que el grupo de psicosis inducida tenga menor edad media por la población joven habitualmente consumidora de sustancias. Existen importantes dificultades para el diagnóstico diferencial entre psicosis inducida y no inducida como ya hemos señalado. Si suponemos que el consumo de cannabis y el diagnóstico de TMG a largo plazo están relacionados y que los primeros signos de esquizofrenia por ejemplo pueden concurrir con el consumo de cannabis, puede que los síntomas psicóticos del episodio índice hayan sido atribuidos de forma errónea al uso de cannabis.

Nuestros resultados están basados en un grupo de pacientes que han accedido a la hospitalización en una unidad de agudos desde los servicios de Urgencias hospitalarias. Esta característica hace que los resultados puedan no ser generalizados a otras poblaciones seleccionadas desde servicios con otra organización en su sistema de salud.[413]

Por último, la continuación del periodo de seguimiento más allá de los cinco años aportaría más información sobre la variable resultado y un mejor entendimiento de la relación comórbida entre las psicosis agudas y la transición diagnóstica a TMG. En nuestro estudio el tiempo de seguimiento lo constituyen los 5 primeros años tras el debut. Estos primeros años se han dado a conocer como "periodo crítico", especialmente el formado entre el segundo y el quinto año tras el primer episodio y resulta crucial para varios autores por su valor predictivo de la evolución a posteriori.[470] En ese periodo de tiempo se produciría un deterioro psicosocial y sintomático de evolución rápida, que se reduciría o frenaría tras el paso de esos 5 primeros años.[471]

Aunque para muchos autores este concepto aún es una hipótesis, se ha partido de él para el desarrollo de programas de intervención precoz en varios lugares del mundo, especialmente en Reino Unido, Nueva Zelanda y Australia,[472] que ponen especial énfasis en reducir el tiempo de psicosis no tratada. A pesar del desarrollo de estos programas existe controversia sobre el tiempo exacto en el que considerar el periodo crítico, ya que inicialmente se consideraba que estaba formado sólo por los 3 primeros años de enfermedad,[312] existiendo en la actualidad varios autores que extienden ese tiempo hasta los 5 primeros años.[473,474] Estudios de hasta 15 años de seguimiento[475] recomiendan también estrategias de intervención precoz en los primeros años desde el inicio. Teniendo en cuenta la variabilidad en el tiempo de seguimiento de los estudios prospectivos, en el presente estudio se consideró el seguimiento de los 5 años posteriores al debut como aceptable tal y como recomiendan los distintos programas de intervención precoz a la psicosis.[474]

7. CONCLUSIONES

7. CONCLUSIONES

En base a los resultados obtenidos y a los objetivos propuestos podemos extraer las siguientes conclusiones:

1. El 67,7% de los pacientes hospitalizados por un primer episodio de psicosis aguda modifica su diagnóstico al de trastorno mental grave en los 5 años posteriores al debut. La esquizofrenia es el diagnóstico final más frecuente, seguido del trastorno bipolar y el trastorno esquizoafectivo. El cambio diagnóstico se da por igual entre pacientes que debutan con una psicosis inducida y una psicosis no inducida.

2. El factor que predice el cambio diagnóstico en los dos primeros años con más potencia es el reingreso, seguido de tener una edad de menos de 30 años en el debut. Presentar un delirio erotomaniaco en la clínica del primer episodio reduce el riesgo de cambio diagnóstico a los 2 años. A los 5 años, el factor que predice con más potencia el cambio diagnóstico es de nuevo el reingreso, seguido del delirio megaloide en el debut.

3. En los pacientes con psicosis inducida en el debut predomina el sexo masculino, el estado civil soltero y una menor edad en la primera hospitalización, especialmente si el consumo de cannabis se asocia a la clínica psicótica. El cannabis fue la sustancia psicoactiva asociada con más frecuencia al primer episodio, seguido de la cocaína y las anfetaminas.

4. Psicopatológicamente los pacientes con psicosis inducida presentan con más frecuencia ideación delirante de filiación, siendo las alucinaciones más frecuentes en las psicosis no inducidas.

5. El 48,7% de los pacientes reingresa en los 5 primeros años. La frecuencia de reingresos y los tiempos entre ellos son similares entre los pacientes que debutan con psicosis inducida y no inducida.

6. Los sujetos varones con una edad menor de 30 años y consumidores de cannabis en el primer episodio reingresan en más ocasiones, observándose un aumento en la dosis de tratamiento en los pacientes que reingresan varias veces.

7. El factor que predice los reingresos con más potencia es el consumo de cannabis en el primer episodio, seguido del afecto maniaco, la angustia y la presencia de ideación delirante de control e influencia en el debut.

8. En los pacientes que no reingresan, la discontinuación en el tratamiento antipsicótico a los 2 años es del 18,1% y del 36% a los 5 años, considerándose un subgrupo de mejor pronóstico.

9. Entre los pacientes que presentan transición a trastorno mental grave, el diagnóstico de psicosis afectiva es más frecuente en mujeres que presentan el primer episodio psicótico por encima de los 30 años de edad. La psicosis no afectiva fue más frecuente en varones por debajo de esa edad en el debut.

10. El trastorno bipolar y la esquizofrenia fueron los diagnósticos más estables entre los 2 y los 5 años, con porcentajes de estabilidad superiores al 90%, seguidos del trastorno esquizoafectivo con una estabilidad del 83,3% y el trastorno de ideas delirantes persistentes con un 50%.

8. IMPLICACIONES CLÍNICAS Y RECOMENDACIONES

8. IMPLICACIONES CLÍNICAS Y RECOMENDACIONES

En los últimos años, las psicosis agudas han suscitado un creciente interés en el ámbito de la investigación en Psiquiatría. Este interés podría estar suscitado por la necesidad de mejorar la clasificación de estos cuadros en la futura revisión de la undécima edición de la Clasificación Internacional de Enfermedades, publicada por la Organización Mundial de la Salud. Estudios similares al actual pueden contribuir a ese esfuerzo, especialmente por la necesidad de aclarar el incierto pronóstico a medio plazo de este grupo de pacientes y la escasa capacidad de prevención secundaria y terciaria de la salud mental actual, en base a la poca evidencia disponible.

El alto porcentaje de pacientes de nuestro estudio que modifican su diagnóstico al de Esquizofrenia hace pensar que el primer episodio puede ser un primer paso para el desarrollo de un trastorno mental grave posterior. Esto es especialmente destacable en el caso de las psicosis inducidas, sobre todo en cuanto al cannabis, ya que múltiples estudios previos señalan la remisión completa de los síntomas psicóticos cuando los pacientes abandonan el consumo[476-480] aunque algunos afirman que la evolución puede ser igualmente desfavorable si existía psicopatología previa.

Sin embargo, pocos de esos estudios habían analizado el seguimiento posterior de estos pacientes más allá de 3 meses tras el debut. El hecho del cambio de diagnóstico, especialmente al de esquizofrenia, así como la edad de inicio menor en los pacientes consumidores de cannabis, datos replicados en nuestro estudio, obliga a considerar el cannabis como un factor acelerador de la fisiopatología en las psicosis, sobre todo en las psicosis no afectivas.[293]

La relación entre el uso de sustancias y el debut de la psicosis continúa estando poco aclarada, aunque el entendimiento de la unión de ambos factores es uno de los objetivos del grupo de trabajo de las futuras revisiones DSM-5[481] y probablemente, de la CIE-11.

El cambio diagnóstico desde una psicosis inducida a una psicosis primaria y persistente a lo largo del tiempo de evolución se puede explicar por varios factores. Por ejemplo, diagnósticos como el trastorno esquizoafectivo requieren, por definición, un patrón temporal específico de síntomas. Por otro lado, el trastorno bipolar precisa de la aparición de varios episodios afectivos de distinta índole para su diagnóstico. Además, ningún síntoma psicótico es patognomónico de un diagnóstico específico.

En las fases iniciales de la enfermedad, existe habitualmente escasa información y cierta ambigüedad que dificultan también el establecimiento del diagnóstico adecuado. Por ejemplo, algunos de los casos diagnosticados de psicosis inducida al inicio pueden haber sido psicosis primarias precipitadas por el consumo de sustancias, y que hayan sido infradiagnosticadas por la naturaleza transversal del diagnóstico en el momento del ingreso hospitalario, no teniendo el beneficio de la observación a lo largo del tiempo.

Por otro lado, los criterios diagnósticos usados para la psicosis inducida pueden dar lugar a diagnósticos inestables. Por ejemplo, si los síntomas psicóticos ocurren de forma simultánea al uso de sustancias y no se da un periodo de abstinencia, el diagnóstico, según la CIE-10 y el DSM-5, sería el de psicosis inducida. Los criterios de los manuales diagnósticos están diseñados con la intención de evitar el sobrediagnóstico de psicosis primarias en cuadros que superan el tiempo esperado para un síndrome de abstinencia o una intoxicación. Si el tiempo de observación en el primer ingreso hospitalario hubiera sido mayor en los casos de nuestro estudio, hubiera sido posible determinar que síntomas psicóticos persistían tras un periodo de abstinencia prolongado, permitiendo un diagnóstico más preciso.

Por otra parte, los casos de pacientes que modifican su diagnóstico pueden ser un artefacto de los criterios diagnósticos y no una verdadera evolución del trastorno. Sin embargo, otra posibilidad es que el episodio psicótico inducido por sustancias sea una señal de la aparición de una psicosis primaria emergente, no manifestada en el momento del primer ingreso hospitalario.

También existe la posibilidad de que el primer episodio inducido por sustancias pueda ser parte de un proceso de transición a un trastorno psicótico independiente del consumo, en aquellos pacientes que crónicamente consumen sustancias. Ya se conoce que el uso crónico de sustancias en altas dosis produce cambios a nivel neurobiológico en sujetos que de otra manera no desarrollarían una psicosis primaria.[306]

Por todos los factores enumerados, no es sorprendente que el grupo de pacientes con primeros episodios tengan un alto riesgo de cambio diagnóstico. Tal es así, que varios autores recomiendan la revaluación periódica del diagnóstico por encima de los dos años de seguimiento.[136]

Teniendo en cuenta las conclusiones obtenidas en nuestro estudio y que la prevención de las recaídas y hospitalizaciones en los primeros años de la enfermedad tienen un impacto crítico en el aumento de incidencia a lo largo de vida de psicosis crónicas, el abordaje de factores de riesgo modificables, como el consumo de cannabis, debería ser una prioridad para los clínicos y los distintos programas de intervención en fases iniciales.

Según nuestras conclusiones, el mantenimiento del consumo de sustancias, especialmente el cannabis, aumenta el riesgo de rehospitalización durante los primeros años de la enfermedad. La abstinencia a sustancias podría, por tanto, evitar reingresos en ese tiempo, tal y como han demostrado revisiones sistemáticas de estudios de cohortes.[195]

La conclusión derivada de estos estudios es clara: la necesidad de realizar programas de intervención específicos en las primeras fases de la enfermedad, que prevengan, entre otros, la recaída en el consumo de sustancias, podría llevar a reducir las rehospitalizaciones y con ellas, el riesgo de transición a trastorno mental grave en ciertos pacientes.

En qué pacientes exactamente podríamos conseguir ese objetivo y la duración del efecto a largo plazo siguen siendo cuestiones a resolver en futuras investigaciones. Otras cuestiones que necesitan respuesta serían la historia natural de la enfermedad antes del ingreso hospitalario, el momento exacto en el que comienza y cómo actuar en ese inicio para prevenir el desarrollo de psicosis persistentes; la necesidad de identificación temprana de pacientes que desarrollarán síntomas psicóticos de forma gradual, intermitente o persistente, así como la dosis y duración del tratamiento antipsicótico necesaria para prevenir la transición a trastorno mental grave.

9. REFERENCIAS BIBLIOGRÁFICAS

9. REFERENCIAS BIBLIOGRÁFICAS

(1) Lieberman JA, Perkins D, Belger A, Chakos M, Jarskog F, Boteva K, Gilmore J. The early stages of schizophrenia: speculations on pathogenesis, pathophysiology, and therapeutic approaches. Biol Psychiatry. 2001 Dec 1;50(11):884-97

(2) Gumley A, O'Grady M, McNay L, Reilly J, Power K, Norrie J. Early intervention for relapse in schizophrenia: results of a 12-month randomized controlled trial of cognitive behavioural therapy. Psychol Med. 2003 Apr;33(3):419-31

(3) Lambert M, Conus P, Lubman DI, Wade D, Yuen H, Moritz S, et al. The impact of substance use disorders on clinical outcomes in 643 patients with first episode psychosis. Acta Psychiatr Scand. 2005 Aug;112(2):141-8

(4) Cantwell R, Brewin J, Glazebrook C, Dalkin T, Fox R, Medley I, Harrison G. Prevalence of substance misuse in first-episode psychosis. Br J Psychiatry. 1999 Feb;174:150-3

(5) Van Mastrigt S, Addington J, Addington D. Substance misuse at presentation to an early psychosis program. Soc Psychiatry Psychiatr. Epidemiol. 2004 Jan;39(1):69-72

(6) Kamali M, McTigue O, Whitty P, Gervin M, Clarke M, Browne S, et al. Lifetime history of substance misuse in first-episode psychosis: prevalence and its influence on psychopathology and onset of psychotic symptoms. Early Interv Psychiatry. 2009 Aug;3(3):198-203

(7) Friis S, Vaglum P, Haahr U, Johannessen JO, Larsen TK, Melle I, et al. Effect of an early detection programme on duration of untreated psychosis: part of the Scandinavian TIPS study. Br J Psychiatry Suppl. 2005 Aug;48:s29-32

(8) Grech A, Van Os J, Jones PB, Lewis SW, Murray RM. Cannabis use and outcome of recent onset psychosis. Eur Psychiatry. 2005 Jun;20(4):349-53

(9) Addington J, Addington D. Patterns, predictors and impact of substance use in early psychosis: a longitudinal study. Acta Psychiatr Scand. 2007 Apr;115(4):304-9

(10) Kovasznay B, Fleischer J, Tanenberg-Karant M, Jandorf L, Miller AD, Bromet E. Substance use disorder and the early course of illness in schizophrenia and affective psychosis. Schizophr Bull. 1997;23(2):195-201

(11) Wade D, Harrigan S, Edwards J, Burgess PM, Whelan G, McGorry PD. Patterns and predictors of substance use disorders and daily tobacco use in first-episode psychosis. Aust N Z J Psychiatry. 2005 Oct;39(10):892-8

(12) Wade D, Harrigan S, Edwards J, Burgess PM, Whelan G, McGorry PD. Substance misuse in first-episode psychosis: 15-month prospective follow-up study. Br J Psychiatry. 2006 Sep;189:229-34

(13) Mauri MC, Volonteri LS, De Gaspari IF, Colasanti A, Brambilla MA, Cerruti L. Substance abuse in first-episode schizophrenic patients: a retrospective study. Clin Pract Epidemiol Ment Health. 2006 Mar 23;2:4-11

(14) Archie S, Rush BR, Akhtar-Danesh N, Norman R, Malla A, Roy P, Zipursky RB. Substance use and abuse in first-episode psychosis: prevalence before and after early intervention. Schizophr Bull. 2007 Nov;33(6):1354-63

(15) Barnett JH, Werners U, Secher SM, Hill KE, Brazil R, Masson K, et al. Substance use in a population-based clinic sample of people with first-episode psychosis. Br J Psychiatry. 2007 Jun;190:515-20

(16) Farrelly S, Harris MG, Henry LP, Purcell R, Prosser A, Schwartz O, et al. Prevalence and correlates of comorbidity 8 years after a first psychotic episode. Acta Psychiatr Scand. 2007 Jul;116(1):62-70

(17) Green AI, Tohen MF, Hamer RM, Strakowski SM, Lieberman JA, Glick I, et al. First episode schizophrenia-related psychosis and substance use disorders: acute response to olanzapine and haloperidol. Schizophr Res. 2004 Feb 1;66(2-3):125-35

(18) Wade D, Harrigan S, McGorry PD, Burgess PM, Whelan G. Impact of severity of substance use disorder on symptomatic and functional outcome in young individuals with first-episode psychosis. J Clin Psychiatry. 2007 May;68(5):767-74

(19) Buhler B, Hambrecht M, Loffler W, an der Heiden W, Häfner H. Precipitation and determination of the onset and course of schizophrenia by substance abuse: a retrospective and prospective study of 232 population-based first illness episodes. Schizophr Res. 2002 Apr 1;54(3):243-51

(20) Miller RL. Cannabis: a vulnerability-stress factor in the treatment of recent onset of schizophrenia, schizoaffective disorder, and schizophreniform disorder. Dissertation Abstracts International Section A: Humanities and Social Sciences. 2007;67(12-A):4701

(21) Linszen DH, Dingemans PM, Lenior MA. Cannabis abuse and the course of recent-onset schizophrenic disorders. Arch Gen Psychiatry. 1994 Apr;51(4):273-9

(22) Sorbara F, Liraud F, Assens F, Abalan F, Verdoux H. Substance use and the course of early psychosis: a 2-year follow-up of first-admitted subjects. Eur Psychiatry. 2003 May;18:133-6

(23) Sugranyes G, Flamarique I, Parellada E, Baeza I, Goti J, Fernandez-Egea E, et al. Cannabis use and age of diagnosis of schizophrenia. Eur Psychiatry 2009; 24(5):282-6

(24) Heffner JL, DelBello MP, Anthenelli RM, Fleck DE, Adler CM, Strakowski SM. Cigarette smoking and its relationship to mood disorder symptoms and co-occurring alcohol and cannabis use disorders following first hospitalization for bipolar disorder. Bipolar Disord. 2012;14(1):99-108

(25) Lagerberg TV, Sundet K, Aminoff SR, Berg AO, Ringen PA, Andreassen OA, Melle I. Excessive cannabis use is associated with earlier age at onset in bipolar disorder. Eur Arch Psychiatry Clin Neurosci. 2011 Sep;261(6):397-405

(26) Lambert M, Conus P, Lubman DT, Wade D, Yuen H, Moritz S, et al. The impact of substance use disorders on clinical outcomes in 643 patients with first episode psychosis. Acta Psychiatr Scand. 2005 Aug;112(2):141-8

(27) Cuffel BJ. Comorbid substance use disorder: prevalence, patterns of use, and course. New Dir Ment Health Serv. 1996 Summer;(70):93-105

(28) van Nimwegen L, de Haan L, van Beveren N, van den Brink W, Linszen D. Adolescence, schizophrenia and drug abuse: a window of vulnerability. Acta Psychiatr Scand Suppl. 2005;(427):35-42

(29) Swofford CD, Kasckow JW, Scheller-Gilkey G, Inderbitzin LB. Substance use: a powerful predictor of relapse in schizophrenia. Schizophr Res. 1996 May;20(1-2):145-51

(30) Räsänen P, Tähonen J, Isohanni M, Rantakallio P, Lehtonen J, Moring J. Schizophrenia, alcohol abuse, and violent behavior: a 26-year followup study of an unselected birth cohort. Schizophr Bull. 1998;24(3):437-41

(31) Caton CLM. The new chronic patient and the system of community care. Hosp Community Psychiatry. 1981 Jul;32(7):475-8

(32) Rosenberg SD, Drake R, Brunette M, Wolford GL, Marsh BJ. Hepatitis C virus and HIV co-infection in people with severe mental illness and substance-use disorders. AIDS. 2005 Aug;19(suppl 3):S26-33

(33) Chouljian M, Shumway E, Balancio EV, Dwyer EV, Surber R, Jacobs M. Substance use among schizophrenic out-patients: prevalence, course, and relation to functional status. Ann Clin Psychiatry. 1995 Mar;7(1):19-24

(34) Margolese HC, Negrete JC, Tempier R, Gill K. A 12-month prospective follow-up study of patients with schizophrenia-spectrum disorders and substance abuse: changes in psychiatric symptoms and substance use. Schizophr Res. 2006 Mar;83(1):65-75

(35) Barbee JG, Clark PD, Crapanzano MS, Heintz GC, Kehoe CE. Alcohol and substance abuse among schizophrenic patients presenting to an emergency psychiatry service. J Nerv Ment Dis. 1989 Jul;177(7):400-7

(36) Cohen M, Klein DF. Drug abuse in a young psychiatric population. Am J Orthopsychiatry. 1970 Apr;40(3):448-55

(37) Wheatley M. The prevalence and relevance of substance use in detained schizophrenic patients. J Forensic Psychiatry. 1998;9:114-29

(38) Tohen M, Vieta E, Gonzalez-Pinto A, Reed C, Lin D. European Mania in Bipolar Longitudinal Evaluation of Medication (EMBLEM) Advisory Board. Baseline characteristics and outcomes in patients with first episode or multiple episodes of acute mania. J Clin Psychiatry. 2010 Mar;71(3):255-61

(39) Strakowski SM, DelBello MP, Fleck DE, Arndt S. The impact of substance abuse on the course of bipolar disorder. Biol Psychiatry. 2000 Sep 15;48(6):477-85

(40) Baethge C, Hennen J, Khalsa HM, Salvatore P, Tohen M, Baldessarini RJ. Sequencing of substance use and affective morbidity in 166 first-episode bipolar I disorder patients. Bipolar Disord. 2008 Sep;10(6):738-41

(41) Marneros A, Pillmann F. Acute and Transient Psychoses. Cambridge: Cambridge University Press; 2004

(42) Castagnini A, Bertelsen A, Berrios GE. Incidence and diagnostic stability of ICD-10 acute and transient psychotic disorders. Compr Psychiatry. 2008 May-Jun; 49(3):255-61

(43) Narayanaswamy JC, Shanmugam VH, Raveendranathan D, Viswanath B, Muralidharan K. Short-term diagnostic stability of acute psychosis: data from a tertiary care psychiatric center in South India. Indian J Psychol Med. 2012 Apr; 13(2):176-8

(44) Farooq S. Is acute and transient psychotic disorder (ATPD) mini schizophrenia? The evidence from phenomenology and epidemiology. Psychiatr Danub. 2012 Oct;13(3):s311-5

(45) Udomratn P, Burns J, Farooq S. Acute and transient psychotic disorders: an overview of studies in Asia. Int Rev Psychiatry. 2012 Oct; 24(5):463-6

(46) Harish T, Chawan N, Rajkumar RP, Chaturvedi SK. Bilateral self-enucleation in acute transient psychotic disorder: the influence of sociocultural factors on psychopathology. Compr Psychiatry. 2012 Jul;53(5):576-8

(47) Langarica M, Zandio M, García E, Campos M, Peralta V. Estabilidad diagnóstica de los trastornos psicóticos. Aula Médica Psiquiatría. 2005; 3:169-80

(48) Whitty P, Clarke M, McTigue O, Browne S, Kamali M, Larkin C, O'Callaghan E. Diagnostic stability four years after a first episode of psychosis. Psychiatr Serv. 2005 Sep; 56(9):1084-8

(49) Batalla A, Garcia-Rizo C, Castellvi P, Fernandez-Egea E, Yucel M, Parellada E, et al. Screening for substance use disorders in first-episode psychosis: Implications for readmission. Schizophr Res. 2013 May;146(1-3):125-31

(50) Singh S. Outcome measures in early psychosis. Relevance of duration of untreated psychosis. Br J Psychiatry Suppl. 2007 Aug;50:s58-63

(51) Mura G, Petretto DR, Bhat KM, Carta MG. Schizophrenia: from epidemiology to rehabilitation. Clin Pract Epidemiol Ment Health. 2012; 8:52-66

(52) Colasanti A, Paletta S, Moliterno D, Mazzocchi A, Mauri MC, Altamura AC. Symptom dimensions as predictors of clinical outcome, duration of hospitalization, and aggressive behaviours in acutely

hospitalized patients with psychotic exacerbation. Clin Pract Epidemiol Ment Health. 2010 Aug 9;6:72-8

(53) Addington J, Addington D. Effect of substance misuse in early psychosis. Br J Psychiatry Suppl. 1998;172(33):134-6

(54) Barnes TR, Mutsatsa S, Hutton SB, Watt HC, Joyce EM. Comorbid substance use and age at onset of schizophrenia. Br J Psychiatry. 2006 Mar;188:237-42

(55) Arendt M, Rosenberg R, Foldager L, Perto G, Munk-Jørgensen P. Cannabis-induced psychosis and subsequent schizophrenia-spectrum disorders: follow-up study of 535 incident cases. Br J Psychiatry. 2005 Dec;187:510-5

(56) Bersani G, Orlandi V, Kotzalidis GD, Pancheri P. Cannabis and schizophrenia: impact on onset, course, psychopathology and outcomes. Eur Arch Psychiatry Clin Neurosci. 2002 Apr;252(2):86-92

(57) Akvardar Y, Tumuklu M, Akdede B, Bulas H, Kitis A, Alptekin K. Substance use among patients with schizophrenia in a university hospital. Bull Clin Psychopharmacol. 2004;14(4): 191-7

(58) Tsuang JW, Lohr JB. Effects of alcohol on symptoms in alcoholic and nonalcoholic patients with schizophrenia. Hosp Community Psychiatry. 1994; 45(12):1229-30

(59) Modestin J, Gladen CJ, Christen S. A comparative study on schizophrenic patients with dual diagnosis. J Addict Dis. 2001; 20(4):41-51

(60) Sevy S, Robinson DG, Holloway S, Alvir JM, Woerner MG, Bilder R, et al. Correlates of substance misuse in patients with first-episode schizophrenia and schizoaffective disorder. Acta Psychiatr Scand. 2001 Nov;104(5):367-74

(61) Carr JAR, Norman RGM, Manchanda R. Sociodemographic and clinical characteristics of patients presenting with first-episode psychosis and concurrent substance misuse. Early Interv Psychiatry. 2009 Feb;3(1):75-9

(62) Mazzoncini R, Donoghue K, Hart J, Morgan C, Doody GA, Dazzan P, et al. Illicit substance use and its correlates in first episode psychosis. Acta Psychiatr Scand. 2010 May;121(5): 351-8

(63) Turkington A, Mulholland CC, Rushe TM, Anderson R, McCaul R, Barrett SL, et al. Impact of persistent substance misuse on 1-year outcome in first-episode psychosis. Br J Psychiatry. 2009 Sep;195(3):242-8

(64) Buckley P, Thompson P, Way L, Meltzer HY. Substance abuse among patients with treatment-resistant schizophrenia. Am J Psychiatry. 1994 Mar;151(3):385-9

(65) Hambrecht M, Häfner H. Substance abuse and the onset of schizophrenia. Biol Psychiatry. 1996 Dec 1;40(11):1155-63

(66) Wade D. Cannabis use and schizophrenia. Am J Psychiatry. 2005 Feb;162(2):401;author reply 402

(67) Centro de Investigación Biomédica en Red de Salud Mental (CIBERSAM). Plan Estratégico 2014-2016. 2014 Nov. Disponible en: http://www.cibersciii.es/ficheros/SAM/1_Plan%20Estrategico%20CIBERSAM_2014_vf_161213.pdf

(68) Organización Mundial de la Salud (OMS). Carga mundial de trastornos mentales y necesidad de que el sector de la salud y el sector social respondan de modo integral y coordinado a escala de país. Informe de la Secretaría. Ginebra: 65ª Asamblea de la OMS. 2012 Mar 16; 4 p. A65/10. Disponible en: http://apps.who.int/gb/ebwha/pdf_files/WHA65/A65_10-sp.pdf

(69) Haro JM, Palacín C, Vilagut G, Martínez M, Bernal M, Luque I, et al. Grupo ESEMeD-España. Prevalencia de los trastornos mentales y factores asociados: resultados del estudio ESEMeD-España. Med Clin (Barc). 2006 Apr 1;126(12):445-51

(70) Murray CJL, Lopez AD, Mathers CD, Stein C. The Global Burden of Disease 2000 project: aims, methods and data sources. Geneva: World Health Organization. 2001; GPE Discussion Paper No. 36

(71) Alonso J, Lépine JP. Overview of key data from the European Study of the epidemiology of mental disorders (ESEMeD). J Clin Psychiatry. 2007;68(2):3-9

(72) Organización de las Naciones Unidas. Día Mundial de la Salud Mental: la depresión es el trastorno mental más frecuente. 2012 Jul-Oct; Boletín nº127173. Disponible en: http://www.paho.org/bulletins/index.php?option=com_content&view=article&id=1251&Itemid=303

(73) Bloom DE, Cafiero ET, Jané-Llopis E, Abrahams-Gessel S, Bloom LR, Fathima S, et al. World Economic Forum and the Harvard School of of Public Health. The Global Economic Burden of Noncommunicable Diseases. Geneva: World Economic Forum. 2011 Sep; p. 27

(74) Ministerio de Sanidad y Consumo, Gobierno de España. Encuesta Nacional de Salud 2006. Disponible en: http://www.msssi.gob.es/estadEstudios/estadisticas/encuestaNacional/encuesta2006.htm

(75) Moreno JO, López-Bastida J, Montejo-González AL, Osuna-Guerrero R, Duque-González B. The socioeconomic costs of mental illness in Spain. Eur J Health Econ. 2009 Oct;10(4):361-9

(76) Instituto Nacional de Estadística. Encuesta de morbilidad hospitalaria 2011. Disponible en: http://www.ine.es/jaxi/menu.do?type=pcaxis&file=pcaxis&path=%2Ft15%2Fp414%2F%2Fa2011

(77) Instituto Nacional de Estadística. Encuesta de morbilidad hospitalaria 2013. Disponible en: http://www.ine.es/jaxi/menu.do?type=pcaxis&path=/t15/p414/a2013/&file=pcaxis

(78) World Health Organization. Global status report on alcohol and health 2014. 2014. Disponible en: http://apps.who.int/iris/bitstream/10665/112736/1/9789240692763_eng.pdf

(79) Murray CJ, Vos T, Lozano R, Naghavi M, Flaxman AD, Michaud C, et al. Disability-adjusted life years (DALYs) for 291 diseases and injuries in 21 regions, 1990-2010: a systematic analysis for the Global Burden of Disease Study 2010. Lancet. 2012 Dec 15;380(9859):2197-223

(80) Oliva J, Osuna R. Secretaría General de Presupuestos y Gastos. Instituto de Estudios Fiscales. Los costes de los cuidados informales en España. Presupuesto y Gasto Público. 2009;56:163-81

(81) Morel BA. Traité des maladies mentales [Treatise on mental diseases]. Paris, France: Masson; 1860

(82) Kahlbaum K. Die Gruppierung der psychischen Krankheiten und die Einteilung der Seelenstörungen [The Grouping of Psychiatric Diseases and the Classification of Mental Disturbances]. Danzig, Germany: Kafemann; 1863

(83) Hecker E. Die Hebephrenie: ein Beitrag zur klinischen Psychiatrie. [Hebephrenia: a contribution to clinical psychiatry]. Archiv für pathologische Anatomie und für klinische Medizin. 1871;52:394-429

(84) Kraepelin E. Dementia Praecox and Paraphrenia. Psychiatrie (1909). Leipzig, Austria: Barth; 1919

(85) Bleuler E. Lehrbuch der Psychiatrie [Textbook of Psychiatry] (1920) New York, NY: Arno Press; 1976

(86) Jaspers K. Psicopatología general [General Psychopathology] México DF: Fondo de Cultura Económica; 1996

(87) Minkowsky E. La esquizofrenia: psicopatología de los esquizoides y los esquizofrénicos [Schizophrenia. Psychopathology of schizoids and schizophrenics]. México DF: Fondo de Cultura Económica; 2000

(88) Rümke C. The nuclear symptom of schizophrenia and the praecox feeling. Hist Psychiatry. 1990 Sep;1(3 Pt 3):331-41.

(89) Schneider K. Patopsicología clínica. Madrid: Paz Montalvo; 1975

(90) Peralta V, Cuesta MJ. Clinical models of schizophrenia: a critical approach to competing conceptions. Psychopathology. 2000 Sep-Oct;33(5):252-8

(91) World Health Organization. The ICD-10 Classification of Mental and Behavioral Disorders. Clinical descriptions and diagnostic guidelines. Geneva, Switzerland: World Health Organization; 1992

(92) American Psychiatric Association (APA). Diagnostic and Statistical Manual of Mental Disorders. 3ª ed. Washington, DC: American Psychiatric Association; 1980

(93) Jablensky A.The diagnostic concept of schizophrenia: its history, evolution, and future prospects. Dialogues Clin Neurosci. 2010;12(3):271-87

(94) American Psychiatric Association (APA). Diagnostic and Statistical Manual of Mental Disorders, DSM-5, 5ª ed. American Psychiatric Association, Arlington,VA; 2013

(95) Organización Mundial de la Salud (OMS), López-Ibor JJ. CIE-10. Clasificación Internacional de las Enfermedades. Trastornos mentales y del comportamiento. Descripciones clínicas y pautas para el diagnóstico. 10ª ed. Madrid: Meditor; 1992

(96) Obiols JE, Vicens-Vilanova J. Etiología y signos de riesgo en la esquizofrenia. Rev Int Psicol Ter Psicol. 2003;3(2):235-50

(97) Weinberger DR. From neuropathology to neurodevelopment. The Lancet. 1995 Aug 26;346: 552-7

(98) Lemos S, Vallina O, Fernández P. La investigación cognitiva del síndrome esquizofrénico. Apuntes de Psicología. 2003;24(1-3):31-49

(99) Jiménez MP, Ramos F. Las esquizofrenias: Hipótesis psicobiológicas. En: Belloch A, Sandín B, Ramos F. Manual de Psicopatología, vol. 2, Ed. Rev. Madrid: McGraw-Hill; 2008:pp.536-67

(100) Bleuler E. Demencia precoz o el grupo de las esquizofrenias (1908). Buenos Aires: Hormé; 1960

(101) Carpenter WT, Buchanan RW. Domains of psychopathology relevant to the study of etiology and treatment of schizophrenia. En: Schulz SC, Tamminga CT, eds. Schizophrenia: Scientific Progress. Nueva York: Oxford University Press. 1989: pp.13-22

(102) Corcoran C, Walker E, Huot R, Mittal V, Tessner K, Kestler L, et al. The stress cascade and schizophrenia: etiology and onset. Schizophr Bull. 2003;29:671-92

(103) Walker EF, Diforio D. Schizophrenia: a neural diathesis-stress model. Psychol Rev. 1997 Oct;104(4):667-85

(104) Zubin J, Spring B. Vulnerability—a new view of schizophrenia. J Abnorm Psychol. 1977 Apr;86(2):103-26

(105) Zubin J, Magaziner J, Steinbauer SR. The metamorphosis of schizophrenia: from chronicity to vulnerability. Psychol Med. 1983 Aug;13(3):551-71

(106) Phillips LJ, Francey SM, Edwards J, McMurray N. Stress and psychosis: towards the development of new models of investigation. Clin Psychol Rev. 2007 Apr;27(3):307-17

(107) Norman RM, Malla AK. Stressful life events and schizophrenia: I. A review of the research. Br J Psychiatry. 1993 Feb;162:161-6

(108) Norman RM, Malla AK. Stressful life events and schizophrenia: II. Conceptual and methodological issues. Br J Psychiatry. 1993 Feb;162:166-74

(109) Malla AK, Norman RM. Relationship of major life events and daily stressors to symptomatology in schizophrenia. J Nerv Ment Dis. 1992 Oct;180(10):664-7

(110) Norman RM, Malla AK. A prospective study of daily stressors and symptomatology in schizophrenic patients. Soc Psychiatry Psychiatr Epidemiol. 1994 Nov; 29(6):244-9

(111) McGorry PD, Killackey E, Yung AR. Early intervention in psychotic disorders: detection and treatment of the first episode and the critical early stages. Med J Aust. 2007 Oct 1;187(Suppl 7):s8-10

(112) Segarra R, Crego M, García JM. Incidencia, prevalencia, estabilidad diagnóstica e impacto sociosanitario de los primeros episodios de psicosis. En: Segarra R. Abordaje integral de las fases iniciales de las psicosis, 1ª ed. Madrid: Panamericana; 2014:pp.23-29

(113) Peralta V, Cuesta M. Esquizofrenia y psicosis relacionadas. En: Palomo T, Jiménez-Arriero MA. Manual de Psiquiatría. Madrid: Grupo ENE, S.A. 2009: pp.267-83

(114) Bernardo M, Bioque M, Leal C. Primeros episodios psicóticos. En: Vallejo J, Leal C. Tratado de Psiquiatría, 2ª ed. Barcelona: Ars Médica; 2010: pp.1063-73

(115) National Institute for Health and Care Excellence (NICE). Psychosis and schizophrenia in adults: treatment and management. London: NICE. Publicado: Febr 2014, Última modificación: Mar 2014. Clinical guideline 178. Disponible en: guidance.nice.org.uk/cg178

(116) Segarra R. Antecedentes históricos y marco conceptual actual. En: Segarra R. Abordaje integral de las fases iniciales de las psicosis, 1ª ed. Madrid: Panamericana; 2014: pp.1-22

(117) Jablensky A. Evolución y pronóstico de la Esquizofrenia. En: Gelder MG, López-Ibor JJ, Andreasen N. Tratado de Psiquiatría, 1ª ed. Barcelona: Ars Médica; 2003: pp.728-38

(118) Segarra R, Gutiérrez M, Eguíluz JI. Curso y pronóstico de la esquizofrenia. En: Vallejo J, Leal C. Tratado de Psiquiatría, 2ª ed. Barcelona: Ars Médica; 2010: pp.1077-107

(119) Vázquez-Barquero JL, Cuesta Núñez MJ, de la Varga M, Herrera Castañedo S, Gaite L, Arenal A. The Cantabria first episode schizophrenia study: a summary of general findings. Acta Psychiatr Scand. 1995 Mar;91(3):156-62

(120) Baldwin P, Browne D, Scully PJ, Quinn JF, Morgan MG, Kinsella A, et al. Epidemiology of first-episode psychosis: illustrating the challenges across diagnostic boundaries through the Cavan-Monaghan study at 8 years. Schizophr Bull. 2005 Jul;31(3):624-38

(121) Kirkbride JB, Stubbins C, Jones PB. Psychosis incidence through the prism of early intervention services. Br J Psychiatry. 2012 Feb;200(2):156-7

(122) Serper MR, Chou JC, Allen MH, et al. Symptomatic overlap of cocaine intoxication and acute schizophrenia at emergency presentation. Schizophr Bull. 1999;25(2):387-94

(123) Weaver T, Madden P, Charles V, Stimson G, Renton A, Tyrer P, et al. Comorbidity of substance misuse and mental illness in community mental health and substance misuse services. Br J Psychiatry. 2003 Oct;183:304-13

(124) Arseneault L, Cannon M, Witton J, Murray RM. Causal association between cannabis and psychosis: examination of the evidence. Br J Psychiatry. 2004 Feb;184:110-7

(125) Regier DA, Farmer ME, Rae DS, Locke BZ, Keith SJ, Judd LL, et al. Comorbidity of mental disorders with alcohol and other drug abuse. Results from the Epidemiologic Catchment Area (ECA) study. JAMA. 1990 Nov 21; 264(19):2511-8

(126) Moore TH, Zammit S, Lingford-Hughes A, Barnes TR, Jones PB, Burke M, et al. Cannabis use and risk of psychotic or affective mental health outcomes: a systematic review. Lancet. 2007 Jul 28;370(9584):319-8

(127) Pardo V. Esquizofrenia. Impacto del no tratamiento en la evolución y su vinculación con las intervenciones terapéuticas tempranas. Rev Psiquiatr Urug. 2007;71(1):83-98

(128) Schinnar AP, Rothbard AB, Kanter R, Jung YS. An empirical literature review of definitions of severe and persistent mental illness. Am J Psychiatry. 1990 Dec;147(12):1602-8

(129) Naz B, Fochtmann LJ, Bromet EJ. Schizophreniform Disorder. En: Sadock BJ, Sadock VA, eds. Comprehensive Textbook of Psychiatry, 8ª ed. Philadelphia: Lippincott Williams & Wilkins; 2005:pp.1522-5

(130) American Psychiatric Association (APA), López-Ibor Aliño JJ, Valdés-Miyar M (dir.). DSM-IV-TR. Manual diagnóstico y estadístico de los trastornos mentales. Texto revisado. Barcelona: Masson; 2002

(131) American Psychiatric Association (APA), Valdés-Miyar M, Pichot P (coor.). DSM-III-TR. Manual diagnóstico y estadístico de los trastornos mentales. Texto revisado. Barcelona: Masson; 1988

(132) Ministerio de Sanidad, Servicios Sociales e Igualdad. Dirección General de Salud Pública, Calidad e Innovación. Subdirección General de Información Sanitaria e Innovación. Organización Mundial de la Salud. Clasificación Internacional de Enfermedades 9ª Revisión Modificación

Clínica. Edición electrónica de la CIE-9-MC. 9ª Edición; 2014 Disponible en: https://eciemaps.mspsi.es/ecieMaps/browser/index_9_mc.html

(133) Haahr U, Simonsen E, Dahl AB, et al. TIPS: first episode psychosis: diagnostic stability over 1 year. Comunicación personal presentada en: 3rd International Conference on Early Psychosis; 2002 Sep 25-28; Copenhagen, Denmark

(134) Schimmelmann BG, Conus P, Edwards J, McGorry PD, Lambert M. Diagnostic stability 18 months after treatment initiation for first-episode psychosis. J Clin Psychiatry. 2005 Oct;66(10):1239-46

(135) Novella EJ, Huertas R. Kraepelin-Bleuler-Schneider Syndrome from a Modern Perspective: An Assessment of the History of Schizophrenia. Clínica y Salud. 2010;21(3):205-19

(136) Bromet EJ, Kotov R, Fochtmann LJ, Carlson GA, Tanenberg-Karant M, Ruggero C, et al. Diagnostic shifts during the decade following first admission for psychosis. Am J Psychiatry. 2011 Nov;168(11):1186-94

(137) Sanjuán J. Los orígenes de la psicosis: de la ontogenia a la filogenia. En: Obiols JE, ed. Neurodesarrollo y esquizofrenia. Aproximaciones actuales. Barcelona: Ars Medica; 2001:pp.9-23

(138) van Os J, Kenis G, Rutten BP. The environment and schizophrenia. Nature. 2010 Nov 11;468(7321):203-12

(139) Haahr U, Friis S, Larsen TK, Melle I, Johannessen JO, Opjordsmoen S, et al. First-episode psychosis: diagnostic stability over one and two years. Psychopathology. 2008;41(5):322-9

(140) Crebbin K, Mitford E, Paxton R, Turkington D. First-episode drug-induced psychosis: a medium term follow up study reveals a high-risk group. Soc Psychiatry Psychiatr Epidemiol. 2009 Sep;44(9):710-5

(141) Kavanagh DJ, Waghorn G, Jenner L, Chant DC, Carr V, Evans M, et al. Demographic and clinical correlates of comorbid substance use disorders in psychosis: multivariate analyses from an epidemiological sample. Schizophr Res. 2004 Feb 1;66(2-3):115-24

(142) Moore E, Mancuso SG, Slade T, Galletly C, Castle DJ. The impact of alcohol and illicit drugs on people with psychosis: the second Australian National Survey of Psychosis. Aust N Z J Psychiatry. 2012 Sep;46(9):864-78

(143) González-Pinto A, Alberich S, Barbeito S, Gutierrez M, Vega P, Ibáñez B, et al. Cannabis and first-episode psychosis: different long-term outcomes depending on continued or discontinued use. Schizophr Bull. 2011 May;37(3):631-9

(144) Bertelsen M, Jeppesen P, Petersen L, Thorup A, Øhlenschlaeger J, Le Quach P, et al. Course of illness in a sample of 265 patients with first-episode psychosis—five-year follow-up of the Danish OPUS trial. Schizophr Res. 2009 Feb;107(2-3):173-8

(145) Malla A, Norman R, Bechard-Evans L, Schmitz N, Manchanda R, Cassidy C. Factors influencing relapse during a 2-year follow-up of first-episode psychosis in a specialized early intervention service. Psychol Med. 2008 Nov;38(11):1585-93

(146) Schwartz JE, Fennig S, Tanenberg-Karant M, Carlson G, Craig T, Galambos N, et al. Congruence of diagnoses 2 years after a first-admission diagnosis of psychosis. Arch Gen Psychiatry. 2000 Jun;57(6):593-600

(147) Naz B, Bromet EJ, Mojtabai R. Distinguishing between first-admission schizophreniform disorder and schizophrenia. Schizophr Res. 2003 Jul 1;62(1-2):51-8

(148) Hall W, Degenhardt L. Cannabis and the increased incidence and persistence of psychosis. BMJ. 2011 Mar 1;342:d719

(149) Angrist B, Corwin J, Bartlik B, et al. Early pharmacokinetics and clinical effects of oral D-amphetamine in normal subjects. Biol Psychiatry. 1987 Nov;22(11):1357-68

(150) Keshavan MS, Tandon R, Boutros NN, Nasrallah HA. Schizophrenia, "just the facts": what we know in 2008 part 3: neurobiology. Schizophr Res. 2008 Dec;106(2-3):89-107

(151) Laruelle M, Abi-Dargham A. Dopamine as the wind of the psychotic fire: new evidence from brain imaging studies. J Psychopharmacol. 1999 Dec;13(4):358-71

(152) Niemi-Pynttäri JA, Sund R, Putkonen H, Vorma H, Wahlbeck K, Pirkola SP. Substance-induced psychoses converting into schizophrenia: a register-based study of 18,478 Finnish inpatient cases. J Clin Psychiatry. 2013 Jan;74(1):e94-9

(153) Sara GE, Burgess PM, Malhi GS, Whiteford HA, Hall WC. The impact of cannabis and stimulant disorders on diagnostic stability in psychosis. J Clin Psychiatry. 2014 Apr;75(4):349-56

(154) Baca-García E, Perez-Rodríguez MM, Basurte-Villamor I, López-Castromán J, Fernández del Moral AL, Jiménez-Arriero MA, et al. Diagnostic stability of psychiatric disorders in clinical practice. Br J Psychiatry. 2007 Mar;190(3):210-6

(155) Crow TJ. The two-syndrome concept: origins and current status. Schizophr Bull. 1985;11(3):471-86

(156) Andreasen NC, Olsen S. Negative vs positive schizophrenia. Definition and validation. Arch Gen Psychiatry. 1982 Jul;39(7):789-94

(157) Liddle PF. The symptoms of chronic schizophrenia. A re-examination of the positive-negative dichotomy. Br J Psychiatry. 1987 Aug;151:145-51

(158) Baron M, Risch N. The spectrum concept of schizophrenia: evidence for a genetic-environmental continuum. J Psychiatr Res. 1987;21(3):257-67

(159) Kendler KS, Neale MC, Walsh D. Evaluating the spectrum concept of schizophrenia in the Roscommon Family Study. Am J Psychiatry. 1995 May;152:749-54

(160) Meehl P. Schizotaxia, schizotypy, schizophrenia. Psychodiagnosis: Selected Papers. Minneapolis, MN: University of Minnesota Press; 1973

(161) Chapman LJ, Chapman JP. Scales for rating psychotic and psychotic-like experiences as continua. Schizophr Bull. 1980;6(3):477-89

(162) van Os J. 'Salience syndrome' replaces 'schizophrenia' in DSM-V and ICD-11: psychiatry's evidence-based entry into the 21st century? Acta Psychiatr Scand. 2009 Nov;120(5):363-72

(163) Helzer JE, Kraemer HC, Krueger RF. The feasibility and need for dimensional psychiatric diagnoses. Psychol Med. 2006 Dec;36(12):1671-80

(164) McDonald C, Fearon P, Murray RM. Neurodevelopmental hypothesis of schizophrenia 12 years on: data and doubts. En: Rapoport J, ed. Childhood onset of adult psychopathology. Clinical and research advances, 1ªed. New York: American Psychiatric Press; 2000:pp.193-220

(165) Wittchen HU. Critical Issues in the Evaluation of Comorbidity of Psychiatric Disorders. Br J Psychiatry. 1996 Jun;168(30):9-16

(166) Escohotado A. Historia general de las drogas, 3ª ed. Madrid: Espasa Calpe; 2000

(167) López-Trabada JR, Rubio G, Pascual J, Vázquez A. Utilización de las drogas de abuso en el tratamiento de las enfermedades mentales (II): opiáceos, cannabis, estimulantes y alucinógenos. En: López-Muñoz F, Alamo C, eds. Historia de la Psicofarmacología, Tomo I: De los orígenes a la medicina científica: sobre los pilares biológicos del nacimiento de la psicofarmacología. Madrid: Panamericana; 2007:pp.1095-136

(168) Scott JM. The white poppy. A history of opium. New York: Funk and Wagnalls; 1969

(169) Griesinger W. Traite des Maladies Mentales [Treatise on mental diseases]. 2ª ed. París: Adrien Delahaye; 1865

(170) Berrios GE, Beer D. Unitary Psychosis Concept. En: Berrios GE, Porter R, eds. A History of Clinical Psychiatry. The Origin and History of Psychiatric Disorders. Londres: The Athlon Press. 1995; pp.313-35

(171) Berridge V, Edwards G. Opium and the people. Opium use in Nineteenth-Century England. New Haven: Yale University Press. 1987

(172) Burton R. The Anatomy of Melancholy. Londres: Chatto & Windus; 1924

(173) Westphal CFO. Die Agoraphobie, eine neuropathische Erscheinung. Arch Psychiatr Nervenkrank. 1871-72;3:138-61

(174) Freud S. Cocaine papers. New York: Stonehill Press; 1974

(175) Ulrico R, Patten B. The rise, decline and fall of LSD. Perspect Biol Med. 1991 Summer;34:561-78

(176) Karch SB. The pathology of drug abuse. Boca Raton:CRC Press; 1996

(177) Kessler RC, Crum RM, Warner LA, Nelson CB, Schulenberg J, Anthony JC. Lifetime co-occurrence of DSM-III-R alcohol abuse and dependence with other psychiatric disorders in the National Comorbidity Survey. Arch Gen Psychiatry. 1997 Apr;54(4):313-21

(178) Spitzer RL, Williams JBW. Classification of mental disorders in DSM-III. En: Kaplan HI, Freedman AM, Sadock BJ, eds. Comprehensive textbook of psychiatry / III, Vol 1. Baltimore: Williams & Wilkins; 1980:pp.1035-72

(179) García-Campayo J, Sanz C. Epidemiología de la comorbilidad entre abuso de sustancias y otros trastornos psiquiátricos. En: Rubio G, López-Muñoz F, Alamo C, Santo-Domingo J, eds. Trastornos psiquiátricos y abuso de sustancias. Madrid: Panamericana; 2002: pp. 135-54

(180) O'Daly OG, Guillin O, Tsapakis EM, Martinez D, Shergill SS, Murray RM. Schizophrenia and substance abuse comorbidity: A role for dopamine sensitization? J Dual Diagn. 2005;1(2):11-40

(181) Buckley PF, Miller BJ, Lehrer DS, Castle DJ. Psychiatric comorbidities and schizophrenia. Schizophr Bull. 2009 Mar;35(2):383-402

(182) Wilk J, Marcus SC, West J, Countis L, Hall R, Regier DA, et al. Substance abuse and the management of medication nonadherence in schizophrenia. J Nerv Ment Dis. 2006 Jun;194(6):454-7

(183) Mueser KT, Drake RE, Wallach MA. Dual diagnosis: a review of etiological theories. Addict Behav. 1998 Nov-Dec;23:717-34

(184) Markou A, Kosten TR, Koob GF. Neurobiological similarities in Depression and Drug Dependence: a self-medication hypothesis. Neuropsychopharmacol. 1998 Mar;18(3):135-74

(185) Westermeyer J. Schizophrenia and substance abuse. En: Tasman A, Riba MB, eds. Review of Psychiatry, vol. 11. Washington DC: American Psychiatric Press;1992: pp.379-401

(186) Khantzian EJ. The self-medication hypothesis of substance use disorders: a reconsideration and recent applications. Harvard Rev Psychiatry.1997 Jan-Feb;4(5):231-44

(187) Loas G, Verrier A, Gayant CH, Daniel Guelfi J. Depression and dependency: distinct or overlapping constructs? J Affect Dis. 1998 Jan;47(1-3):81-5

(188) Casteneda R, Galanter M, Franco H. Self-medications among addicts with primary psychiatric disorders. Compr Psychiatry. 1989 Jan-Feb;30(1):80-3

(189) Van Kammen DP, Boronow JJ. Dextro-amphetamine diminishes negative symptoms in schizophrenia. Int J Clin Psychopharmacol. 1988 Apr;3(2):111-21

(190) Goff DC, Henderson DC, Amico E. Cigarrette smoking in schizophrenia: relatioship to psychopathology and medication side effects. Am J Psychiatry. 1992 Sep;149(9):1189-94

(191) Ziedonis DM, George TP. Schizophrenia and nicotine use: report of a pilot smoking cessation program and review of neurobiological and clinical issues. Schizophr Bull. 1997;23(2):247-54

(192) United Nations Office on Drugs and Crime (UNODC). World Drug Report 2009. Viena; 2009. Disponible en: http://www.unodc.org/unodc/en/data-and-analysis/WDR-2009.html

(193) Pereiro C. Salud y consumo de drogas. Adicciones. 2006;18(1):5-8

(194) Ministerio de Sanidad y Política Social. Plan Nacional sobre Drogas. Memoria 2007. Madrid; 2009

(195) Wisdom JP, Manuel JI, Drake RE. Substance use disorder among people with first-episode psychosis: a systematic review of course and treatment. Psychiatr Serv. 2011 Sep;62(9):1007-12

(196) Rinaldi RC, Steindler EM, Wilford BB, Goodwin D. Clarification and Standardization of Substance Abuse Terminology. JAMA. 1988 Jan 22-29;259(4):555-7

(197) Kosten TR, O'Connor P. Management of drug and alcohol withdrawal. N Engl J Med. 2003 May 1;348(18):1786-95

(198) Myles N, Newall HD, Curtis J, Nielssen O, Shiers D, Large M. Tobacco use before, at and after first-episode psychosis: a systematic meta-analysis. J Clin Psychiatry. 2012 Apr;73(4):468–75

(199) Bally N, Zullino D, Aubry JM. Cannabis use and first manic episode. J Affect Disord. 2014 Aug;165:103-8

(200) Gibbs M, Winsper C, Marwaha S, Gilbert E, Broome M, Singh SP. Cannabis use and mania symptoms: a systematic review and meta-analysis. J Affect Disord. 2015 Jan 15;171:39-47

(201) Large M, Sharma S, Compton MT, Slade T, Nielssen O. Cannabis use and earlier onset of psychosis: a systematic meta-analysis. Arch Gen Psychiatry. 2011 Jun;68(6):555-61

(202) Somers JM, Goldner EM, Waraich P, Hsu L. Prevalence studies of substance- related disorders: a systematic review of the literature. Can J Psychiatry. 2004 Jun;49(6):373-84

(203) World Health Organization (WHO). Global Status Report on Alcohol 2004. World Health Organization; 2004

(204) Hiroeh U, Kapur N, Webb R, Dunn G, Mortensen PB, Appleby L. Deaths from natural causes in people with mental illness: a cohort study. J Psychosom Res. 2008 Mar;64(3):275-83

(205) Glass IB. Alcohol hallucinosis: a psychiatric enigma - 1. The development of an idea. Br J Addict. 1989 Jan;84(1):29-41

(206) Mathias S, Lubman DI, Hides L. Substance-induced psychosis: a diagnostic conundrum. J Clin Psychiatry. 2008 Mar;69(3):358-67

(207) Marcel C. De la folie causée par l'ábus des boissons alcooliques [Of the insanity caused by the abuse of alcoholic drinks] [Tesis Doctoral]. París: Universidad de París; 1847

(208) Shepherd M. Morbid jealousy: some clinical and social aspects of a psychiatric symptom. J Ment Sci. 1961;107:687-53

(209) Jiménez-Arriero MA, Hernández B, Manrique IM, Rodríguez-Jiménez R, Giménez MJ, Alfaro GP. Alcoholic jealousy: An old and current dilemma. Adicciones. 2007;19:267-72

(210) Johns LC, Cannon M, Singleton N, Murray RM, Farrell M, Brugha T, et al. Prevalence and correlates of self-reported psychotic symptoms in the British population. Br J Psychiatry. 2004 Oct;185:298-305

(211) Tien AY, Anthony JC. Epidemiological analysis of alcohol and drug use as risk factors for psychotic experiences. J Nerv Ment Dis. 1990 Aug;18(8):473-80

(212) Olfson M, Lewis-Fernández R.,Weissman MM, Feder A, Gameroff MJ, Pilowsky D, et al. Psychotic symptoms in an urban general medicine practice. Am J Psychiatry. 2002 Aug;159(8):1412-9

(213) Bernadt MW, Murray RM. Psychiatric disorder, drinking and alcoholism: What are the links? Br J Psychiatry. 1986 Apr;148:393-400

(214) Brady KT, Lydiard RB, Malcolm R, Ballenger JC. Cocaine-Induced Psychosis. J Clin Psychiatry. 1991 Dec;52(12):509-12

(215) Roncero J, Ramos JA, Collazos F, Casas M. Complicaciones psicóticas del consumo de cocaína. En: Pascual F, Torres M, Calafat A, eds. Monografías. Vol. 13. Supl. 2; 2001:pp.179-89

(216) Satel SL, Edell WS. Cocaine induced paranoia and psychoses proneness. Am J Psychiatry. 1991 Dec;148(12):1708-11

(217) Richtand NM, Woods SC, Berger SP, Strakowski SM. D3 dopamine receptor, behavioral sensitization, and psychosis. Neurosci-Biobehav Rev. 2001 Jul;25(5):427-43

(218) Post RM, Weiss SRB, Pert A, Uhde RW. Chronic Cocaine administration: Sensitization and kindling effects. En: Fisher S, Raskin A, Uhlenhuth EH, eds. Cocaine: Clinical and Biobehavioral Aspects. New York: Oxford University Press; 1987:pp.109-73

(219) Robinson TE, Berridge KC. The neural basis of drug craving: an incentive-sensitization theory of addiction. Brain Res Rev. 1993 Sep-Dec;18(3):247-29

(220) Bailey LG, Maxwell S, Brandabur MM. Substance abuse as a risk factor for tardie dyskinesia: a retrospective analysis of 1027 patients. Psychopharmacol Bull. 1997; 33(1):177-81

(221) Lieberman JA, Kinon BJ, Loebel AD. Dopaminergic Mechanisms in idiopathic and drug-induced psychoses. Schizophr Bull. 1990;16(1):97-109

(222) Cardona DK. Las anfetaminas. [monografía en Internet]. Disponible en: http://www.monografias.com/trabajos30/anfetaminas/anfetaminas.shtml#ixzz3PIPKUCBa

(223) Curran C, Byrappa N, McBride A. Stimulant psychosis: Systematic review. Br J Psychiatry. 2004 Sep;185:196-204

(224) Shoptaw SJ, Kao U, Ling WW. Tratamiento para la psicosis anfetamínica (Revisión Cochrane traducida). En: La Biblioteca Cochrane Plus, 2008 Número 4. Oxford: Update Software Ltd. Disponible en: http://www.cochrane.org/es/CD003026/tratamiento-para-la-psicosis-anfetaminica.

(225) Baker A, Lee NK, Claire M, Lewin TJ, Grant T, Pohlman S, et al. Drug use patterns and mental health of regular amphetamine users during a reported 'heroin drought'. Addiction. 2004 Jul;99(7):875-84

(226) Baker A, Dawe S. Amphetamine use and co-occurring psychological problems: Review of the literature and implications for treatment. Aust Psychol. 2005;40:88-95

(227) Chen CK, Lin SK, Sham PC, Ball D, Loh EW, Hsiao CC, et al. Pre-morbid characteristics and co-morbidity of methamphetamine users with and without psychosis. Psychol Med. 2003 Nov;33(8):1407-14

(228) Aghajanian GK, Marek GJ. Serotonin and hallucinogens. Neuropsychopharmacology. 1999 Aug;21:16S-23S

(229) Dittrich A. The standardized psychometric assessment of altered states of consciousness (ASCs) in humans. Pharmacopsychiatry. 1998 Jul;31(2):80-4

(230) Vollenweider FX. Advances and pathophysiological models of hallucinogen drug actions in humans: a preamble to schizophrenia research. Pharmacopsychiatry. 1998 Jul;31(2):92-103

(231) Gouzoulis-Mayfrank E, Habermeyer E, Hermle L, Steinmeyer AM, Kunert HJ, Sass H. Hallucinogenic drug-induced states resemble acute endogenous psychoses: results of an empirical study. Eur Psychiatry. 1998 Dec;13(8):399-406

(232) Fernández-Miranda JJ (coord.), Arias-Horcajadas F, Castillo-Buenaventura C, Roncero-Alonso C, Rovira-Isanda MA, Secades-Villa R, et al. Guías Clínicas SOCIDROGALCOHOL Basadas en la evidencia científica: Opiáceos. Barcelona: SOCIDROGALCOHOL; 2008: 272 p. Disponible en: http://www.cedro.sld.cu/bibli/gp/gp14.pdf

(233) Brooner RK, King VL, Kidorf M, Schmidt CW, Bigelow GE. Psychiatric and substance use comorbidity among treatment seeking opioid abusers. Arch Gen Psychiatry. 1997 Jan;54(1):71-80

(234) Dalmau A, Bergman B, Brismar B. Psychotic disorders among inpatients with abuse of cannabis, amphetamine and opiates. Do dopaminergic stimulants facilitate psychiatric illness? Eur Psychiatry. 1999 Nov;14(7):366-71

(235) Margolese HC, Malchy L, Negrete JC, Tempier R, Gill K. Drug and alcohol use among patients with schizophrenia and related psychoses: Levels and consequences. Schizophr Res. 2004 Apr;67(2-3):157-66

(236) Schneier FR, Siris SG. A review of psychoactive substance use and abuse in schizophrenia. J Nerv Ment Dis. 1987 Nov;175(11):641-52

(237) Farrell M, Boys A, Bebbington P, Brugha T, Coid J, Jenkins R, et al. Psychosis and drug dependence: Results from a national survey of prisoners. Br J Psychiatry. 2002 Nov;18:393-8

(238) Brizer DA, Hartman N, Sweenwy J, Millman RB. Effect of methadone plus neuroleptics on treatment-resistant chronic paranoid schizophrenia. Am J Psychiatry. 1985 Sep;142(9):1106-7

(239) Observatorio Europeo de las Drogas y Toxicomanias (OEDT). El problema de la drogodependencia en Europa. Informe Anual 2011. Luxemburgo: Oficina de Publicaciones de la Unión Europea; 2011. Disponible en: http://www.emcdda.europa.eu/attachements.cfm/att_143743_ES_EMCDDA_AR2011_ES.pdf

(240) D´Spuza DC, Perry E, MacDougall L, Ammerman Y, Cooper T, Wu YT, et al. The psychotomimetic effects of intravenous delta-9-tetrahydrocannabinol in healthy individuals: implication for psychosis. Neuropsychopharmacol. 2004 Aug;29(8):1558-72

(241) De Petrocellis L, Di Marzo V. An introduction to the endocannabinoid system: from the early to the latest concepts. Best Pract Res Clin Endocrinol Metab. 2009 Feb;23(1):1-15

(242) Müller-Vahl K. Cannabinoides y esquizofrenia: ¿dónde está el vínculo? [Cannabinoids and schizophrenia: where is the link?] Cannabinoids. 2008;3(4):11-5

(243) Casadio P, Fernandes C, Murray RM, Di Forti M. Cannabis use in young people: the risk for schizophrenia. Neurosci Biobehav Rev. 2011 Aug;35(8):1779-87

(244) Kuepper R, Morrison PD, Van Os J, Murray RM, Kenis G, Henquet C. Does dopamine mediate the psychosis-inducing effects of cannabis? A review and integration of findings across disciplines. Schizophr Res. 2010 Aug;121(1-3):107-17

(245) Bromberg W. Marihuana, a psychiatry study. JAMA. 1939;4:113

(246) Freedman HL, Rockmore MJ. Marihuana: a factor in personality evaluation and Army maladjustment. J Clin Exp Psychopathol. 1946 Apr;7:765-82

(247) Benabud A. Psycho-pathological aspects of the cannabis situation in Morocco: statistical data for 1956. Bull Narc. 1957;9(2):143

(248) Chopra GS, Smith JW. Psychotic reaction following cannabis use in East Indians. Arch Gen Psychiatry. 1974 Jan;30(1):24-7

(249) Ames F. A clinical and metabolical study of acute intoxication with cannabis sativa and its role in the model psychosis. J Ment Sci. 1958 Oct;104(437):972-99

(250) Talbott JA, Teague JW. Marihuana psychoses: acute toxic psychosis associated with the use of cannabis derivates. JAMA. 1969 Oct 13;210(2):299-302

(251) Treffert D. Marijuana use in schizophrenia: a clear hazard. Am J Psychiatry. 1978 Oct;135(10):1213-5

(252) Rottamburg D, Ben-Arie O, Robins AH, Teggin A, Elk R. Cannabis- associated psychosis with hypomanic features. Lancet. 1982 Dec 18;2(8312):1364-6

(253) Negrete JC. Clinical psychiatric complications of cannabis use: an update. En: Harvey DJ, eds. Marihuana '84. Proceedings of the Oxford Symposium on Cannabis. Oxford, UK: IRL Press Limited; 1984:pp.581-92

(254) Thacore VR, Shukla SRP. Cannabis psychosis and paranoid schizophrenia. Arch Gen Psych. 1976;33:383-6

(255) Tsuang MT, Simpson JC, Kronfold Z. Subtypes of drug abuse with psychosis. Arch Gen Psych. 1982 Feb;39(2):141-7

(256) Bachman J, Reese TJ. Personality correlates of cannabis dependence. Addict Behav. 1979;4(4):361-71

(257) Hart RH. A psychiatric classification of cannabis intoxication. J Am Acad Psychiatry Neurol.1976;1:83-97

(258) Pälsson A, Thulin SO, Tunving K. Cannabis psychoses in South Sweden. Acta Psychiatr Scand. 1982 Oct;66(4):311-21

(259) Ghodse AH. Cannabis psychosis. Br J Addict. 1986 Aug;81(4):473-8

(260) Andreasson S, Allebeck P, Engström A, Rydberg U. Cannabis and schizophrenia. A longitudinal study of swedish conscripts. Lancet. 1987 Dec 26;2(8574):1483-6

(261) Linzsen DH, Dingemans PM, Lenior ME. Cannabis abuse and the course of recent-onset schizophrenic disorders. Arch Gen Psychiatry. 1994;51:273-9

(262) Negrete JC. What's happened to the cannabis debate? Br J Addict. 1988 Apr;83(4):359-72

(263) Thomas H. Psychiatric symptoms in cannabis users. Br J Psychiatry. 1993 Aug;163:141-9

(264) Thornicroft G. Cannabis and psychosis. Is there a epidemiological evidence for an association? Br J Psychiatry. 1990 Jul;157:25-33

(265) Chaudry HR, Moss HB, Bashir A, Suliman T. Cannabis psychosis following bhang ingestion. Br J Addict. 1991 Sep;86(9):1075-81

(266) Rolfe M, Tang CM, Sabally S, Todd JE, Sam EB, Hatib N'Jie AB. Psychosis and cannabis abuse in the Gambia. Br J Psychiatry. 1993 Dec;163:798-801

(267) McGuire PK, Jones P, Harvey I, Williams M, McGuffin P, Murray RM. Morbid risk of schizophrenia for relatives of patients with cannabis-associated psychosis. Schizophr Res. 1995 May;15(3):277-81

(268) Longhurst JG, Boutros NN, Bowers MB. Cannabis-induced psychotic chronic psychosis: an underacknowledge disorder. Aust N Z J Psychiatry. 1997 Apr;31(2):304-5

(269) Leweke FM, Emrich HM. Carbamazapine as an adjunct in the treatment of schizophrenia-like psychosis related to cannabis abuse. Int Clin Psychopharmacol. 1999 Jan;14(1):37-9

(270) Poole R, Robbins C. Drug induced psychosis. Br J Psychiatry. 1996 Feb;168(2):135-8

(271) Spencer J. Cannabis and psychosis. Aus N Z J Psychiatry. 2000 Aug;34(4):700

(272) Hall W, Degenhardt L. Cannabis use and psychosis: a review of clinical and epidemiological evidence. Aust N Z J Psychiatry. 2000 Feb;34(1):26-34

(273) Johns A. Psychiatric effects of cannabis. Br J Psychiatry. 2001 Feb;178:116-22

(274) Uher R. Gene-environment interactions in severe mental illness. Front Psychiatry. 2014 May 15;5:48

(275) Proal AC, Fleming J, Galvez-Buccollini JA, Delisi LE. A controlled family study of Cannabis users with and without psychosis. Schizophr Res. 2014 Jan;152(1):283-8.

(276) Caspi A, Moffitt TE, Cannon M, McClay J, Murray R, Harrington H, et al. Moderation of the effect of adolescent-onset cannabis use on adult psychosis by a functional polymorphism in the

catechol-O-methyltransferase gene: longitudinal evidence of a gene X environment interaction. Biol Psychiatry. 2005 May 15;57(10):1117-27

(277) Díaz D, Arranz B, San L. Primeros episodios psicóticos y cannabis. En: Segarra R. Abordaje integral de las fases iniciales de las psicosis, 1ª ed. Madrid: Panamericana; 2014:pp.231-39

(278) Ujike H, Takaki M, Nakata K, Tanaka Y, Takeda T, Kodama M, et al. CNR1, central cannabinoid receptor gene, associated with susceptibility to hebephrenic schizophrenia. Mol Psychiatry. http://www.ncbi.nlm.nih.gov/pubmed/?term=(278)%09Ujike+H%2C+Takaki+M%2C+Nakata+K%2C+Tanaka+Y%2C+Takeda+T%2C+Kodama+M%2C+et+al.+CNR1%2C+central+cannabinoid+receptor+gene%2C+associated+with+susceptibility+to+hebephrenic+schizophrenia.+Mol+Psychiatry.+2002%3B7%3A515-82002;7(5):515-8

(279) Thomas H. A community survey of adverse effects of cannabis use. Drug Alcohol Depend. 1996 Nov;42(3):201-7

(280) Verdoux H, Gindre C, Sorbara F, Tournier M, Swendsen JD. Effects of cannabis and psychosis vulnerability in daily life: an experience sampling test study. Psychol Med. 2003 Jan;33(1):23-32

(281) van Os J, Bak M, Hanssen M, Bijl RV, de Graaf R, Verdoux H. Cannabis use and psychosis: a longitudinal population-based study. Am J Epidemiol. 2002 Aug 15;156(4):319-27

(282) Henquet C, Krabbendam L, Spauwen J, Kaplan C, Lieb R, Wittchen HU, et al. Prospective cohort study of cannabis use, predisposition for psychosis, and psychotic symptoms in young people. BMJ. 2005 Jan 1;330(7481):11

(283) Arseneault L, Cannon M, Poulton R, Murray R, Caspi A, Moffitt TE. Cannabis use in adolescence and risk for adult psychosis: longitudinal prospective study. BMJ. 2002 Nov 23;325(7374):1212-3

(284) Stefanis NC, Delespaul P, Henquet C, Bakoula C, Stefanis CN, Van Os J. Early adolescent cannabis exposure and positive and negative dimensions of psychosis. Addiction. 2004 Oct;99(10):1333-41

(285) Henquet C, Murray R, Linszen D, Van Os J. Ambiente y Esquizofrenia: el papel del consumo de cannabis [The environment and schizophrenia: the role of cannabis use]. Schizophr Bull (Ed Esp; J&C Ediciones Médicas, S.L.). 2006;1(2):61-5

(286) van Os J, Sham P. Gene-environment interactions. En: Murray RM, Jones PB, Susser E, Van Os J, Cannon M, eds. The Epidemiology of Schizophrenia. Cambridge: Cambridge University Press; 2003:pp.235-54

(287) Myles N, Newall H, Nielssen O, Large M. The association between Cannabis use and earlier age at onset of schizophrenia and other psychoses: meta-analysis of possible confounding factors. Curr Pharm Des. 2012;18(32):5055-69

(288) Power BD, Dragovic M, Jablensky A, Stefanis NC. Does accumulating exposure to illicit drugs bring forward the age at onset in schizophrenia? Aust N Z J Psychiatry. 2013 Jan;47(1):51-8

(289) Tosato S, Lasalvia A, Bonetto C, Mazzoncini R, Cristofalo D, De Santi K, et al. The impact of Cannabis use on age of onset and clinical characteristics in first-episode psychotic patients. Data from the psychosis incident cohort outcome study (PICOS). J Psychiatr Res. 2013 Apr;47(4):438-44

(290) Donoghue K, Doody GA, Murray RM, Jones PB, Morgan C, Dazzan P, et al. Cannabis use, gender and age of onset of schizophrenia: data from the AESOP study. Psychiatry Res. 2014 Mar 30;215(3):528-32

(291) Kovasznay B, Bromet E, Schwartz JE, Ram R, Lavelle J, Brandon L. Substance abuse and onset of psychotic illness. Hosp Community Psychiatry. 1993 Jun;44(6):567-71

(292) Bersani G, Orlandi V, Gherardelli S, Pancheri P. Cannabis and neurological soft signs in schizophrenia: absence of relationship and influence on psychopathology. Psychopathology. 2002 Sep-Oct;35(5):289-95

(293) Veen ND, Selten JP, van der Tweel I, Feller WG, Hoek HW, Kahn RS. Cannabis use and age at onset of schizophrenia. Am J Psychiatry. 2004 Mar;161(3):501-6

(294) Arendt M, Munk-Jorgensen P. Heavy cannabis users seeking treatment- prevalence of psychiatric disorders. Soc Psychiatry Psychiatr Epidemiol. 2004 Feb;39(2):97-105

(295) Arias F, Sánchez S, Padín JJ. Consumo de drogas y riesgo de recaída en la esquizofrenia. [Drug use and risk of relapse in schizophrenia]. Psiquiatría Biológica. 2002 Mar;9(2):63-7

(296) Hunt GE, Bergen J, Bashir M. Medication compliance and comorbid substance abuse in schizophrenia: impact on community survival 4 years after a relapse. Schizophr Res. 2002 Apr 1;54(3):253-64

(297) Fraser S, Hides L, Philips L, Proctor D, Lubman DI. Differentiating first episode substance induced and primary psychotic disorders with concurrent substance use in young people. Schizophr Res. 2012 Apr;136(1-3):110-5

(298) Nuñez LA, Gurpegui M. Cannabis-induced psychosis: a crosssectional comparison with acute schizophrenia. Acta Psychiatr Scand. 2002 Mar;105(3):173-8

(299) Potvin S, Sepehry AA, Stip E. A meta-analysis of negative symptoms in dual diagnosis schizophrenia. Psychol Med. 2006 Apr;36(4):431-40

(300) Talamo A, Centorrino F, Tondo L, Dimitri A, Hennen J, Baldessarini RJ. Comorbid substance-use in schizophrenia: Relation to positive and negative symptoms. Schizophr Res. 2006 Sep;86(1-3):251-5

(301) Caton CL, Drake RE, Hasin DS, Dominguez B, Shrout PE, Samet S, et al. Differences between early-phase primary psychotic disorders with concurrent substance use and substance-induced psychoses. Arch Gen Psychiatry. 2005 Feb;62(2):137-45

(302) Gisbert C, Arias P, Camps C, Cifre A, Chicharro F, Fernández J, et al. Rehabilitación psicosocial del trastorno mental severo: situación actual y recomendaciones. Madrid: Asociación Española de Neuropsiquiatría; Cuadernos Técnicos, nº6; 2002

(303) Drake RJ, Dunn G, Tarrier N, Haddock G, Haley C, Lewis S. The evolution of symptoms in the early course of nonaffective psychosis. Schizophr Res. 2003 Sep 1;63(1-2):171-9

(304) McGorry PD. The influence of illness duration on syndrome clarity and stability in functional psychosis does the diagnosis emerge and stabilize with time? Aus N Z J Psychiatry. 1994 Dec;28(4):607-19

(305) Degenhardt L, Hall W. The association between psychosis and problematical drug use among Australian adults: findings from the National Survey of Mental Health and Well-Being. Psychol Med. 2001 May;31(4):659-68

(306) Boutros N, Bowers M. Chronic substance-induced psychotic disorders: state of the literature. J Neuropsychiatry Clin Neurosci. 1996 Summer;8(3):262-9

(307) Zammit S, Allebeck P, Andreasson S, Lundberg I, Lewis G. Self-reported cannabis use as a risk factor for schizophrenia in Swedish conscripts of 1969: historical cohort study. BMJ. 2002 Nov 23;325(7374):1199

(308) McLellan AT, Woody GE, O'Brian CP. Development of psychiatric illness in drug abusers. N Engl J Med. 1979 Dec 13;301(24):1310-4

(309) Malla AK, Norman RMG. Early intervention in schizophrenia and related disorders: advantages and pitfalls. Curr Opin Psychiatry. 2002;15:17-23

(310) Swerdlow NR. ¿Estamos estudiando y tratando correctamente la esquizofrenia? Psiq Biol. 2011;18(4):168-78

(311) Nasrallah HA, Smeltzer DJ. Contemporary Diagnosis and Management of Schizophrenia, 2ª ed. Newtown, PA: Handbooks in Health Care Co.; 2011

(312) Birchwood M, Todd P, Jackson C. Early intervention in psychosis: the critical period hypothesis. Br J Psychiatry Suppl. 1998;172(33):53-9

(313) Marshall M, Lewis SW, Lockwood A, Drake R, Jones P, Croudace T. Association between duration of untreated psychosis and outcome in cohorts of first-episode patients. Arch Gen Psychiatr. 2005 Sep;62(9):975-83

(314) Primavera D, Bandecchi Ch, Lepori T, Sanna L, Nicotra E, Carpiniello B. Does duration of untreated psychosis predict very long term outcome of schizophrenic disorders? Results of a retrospective study. Ann Gen Psychiatry. 2012 Aug 2;11(1):21

(315) Lieberman JA. Is schizophrenia a neurodegenerative disorder? A clinical and neurobiological perspective. Biol Psychiatry. 1999 Sep 15;46(6):729-39

(316) Elizagárate E, Vicente J, Ezcurra J, Estevanez M, Ruiz de Apodaca J. Nuevos abordajes terapéuticos en la Esquizofrenia Refractaria. En: Gutiérrez M, Ezcurra J, Pichot P. Ciclo Vital y Trastornos Psiquiátricos Graves, 1ª ed. Madrid: Grupo Aula Medica S.L.; 2002:p. 609

(317) Brenner HD, Dencker SJ, Goldstein MJ, Hubbard JW, Keegan DL, Kruger G, et al. Defining Treatment refractoriness in Schizophrenia. Schizophr Bull. 1990;16(4):551-61

(318) Buckley P, Miller AL, Olsen J, Qarver D, Miller DD, Csernansky J. When symptoms persist: clozapine augmentation strategies. Schizophr Bull. 2001;27(4):615-28

(319) Davies LL, Drummond MF. Economics and schizophrenia: The real cost. Br J Psychiatry Suppl. 1994 Nov;(25):18-21

(320) Casas M, Gual A. Patología psiquiátrica asociada al alcoholismo. Adicciones. 2002;14(1):195-219

(321) Martín-Santos R, Fonseca F, Domingo-Salvany A, Ginés JM, Imaz ML, Navinés R, et al. Dual diagnosis in the psychiatric emergency room in Spain. Eur J Psychiatry. 2006;20:147-56

(322) Cuffel B, Shumway M, Chouljian T. A longitudinal study of substance use and community violence in schizophrenia. J Nerv Ment Dis. 1994 Dec;182(12):704-8

(323) Flynn PK, Brown BS. Co-occurring disorders in substance abuse treatments: Issues and prospects. J Subst Abuse Treat. 2008 Jan;34(1):36-47

(324) Elizagárate E, Sánchez P, Ibarrola E, Ruiz de Apocada J, Arrasate M, Legorburu M, et al. Abordajes terapéuticos en la Esquizofrenia Refractaria con consumo de sustancias. En: Ezcurra J, Pichot P. Intervención en Crisis y Tratamiento Agudo de los Trastornos Psiquiátricos Graves, 1ª ed. Madrid: Grupo Aula Medica S.L.; 2003:p. 568

(325) Perkins DO, Gu H, Weiden PJ, McEvoy JP, Hamer RM, Lieberman JA. Comparison of Atypicals in First Episode study group. Predictors of treatment discontinuation and medication nonadherence in patients recovering from a first episode of schizophrenia, schizophreniform disorder, or schizoaffective disorder: a randomized, double-blind, flexible-dose, multicenter study. J Clin Psychiatry. 2008 Jan;69(1):106-13

(326) Robinson D, Woerner MG, Alvir JM, et al. Predictors of relapse following response from a first episode of schizophrenia or schizoaffective disorder. Arch Gen Psychiatry. 1999 Mar;56(3):241-7

(327) Wunderink L, Nienhuis FJ, Sytema S, Slooff CJ, Knegtering R, Wiersma D. Guided discontinuation versus maintenance treatment in remitted first-episode psychosis: relapse rates and functional outcome. J Clin Psychiatry. 2007 May;68(5):654-61

(328) Chen EYH, Hui CLM, Lam MML, Chiu CP, Law CW, Chung DW, et al. Maintenance treatment with quetiapine versus discontinuation after one year of treatment in patients with remitted first episode psychosis: randomised controlled trial. BMJ. 2010 Aug 19;341:c4024

(329) Vázquez-Barquero J, Pérez-Iglesias R, Crespo-Facorro B, Mata I, van Don J. How long should early intervention last in the first episode psychosis? Insights from the discontinuation protocol of the Cantabria's first episode clinical program (PAFIP). Schizophr Res. 2010;117(2-3):116

(330) Emsley R, Oosthuizen PP, Koen L, Niehaus DJH, Martinez G. Symptom recurrence following intermittent treatment in first-episode schizophrenia successfully treated for 2 years: a 3-year open-label clinical study. J Clin Psychiatry. 2012 Apr;73(4):e541-7

(331) National Collaborating Centre for Mental Health (UK). Schizophrenia: Core Interventions in the Treatment and Management of Schizophrenia in Adults in Primary and Secondary Care (Update). London, England: National Institute for Health and Clinical Excellence; 2009

(332) American Psychiatric Association (APA). Practice Guideline for the Treatment of Patients with Schizophrenia. Vol 2. Washington, DC: American Psychiatric Association; 2004

(333) Wunderink L, Nieboer RM, Wiersma D, Sytema S, Nienhuis FJ. Recovery in Remitted First-Episode Psychosis at 7 Years of Follow-up of an Early Dose Reduction/Discontinuation or Maintenance Treatment Strategy: Long-term Follow-up of a 2-Year Randomized Clinical Trial. JAMA Psychiatry. 2013 Sep;70(9):913-20

(334) Kane JM, Correll CU. Past and present progress in the pharmacologic treatment of schizophrenia. J Clin Psychiatry. 2010 Sep;71(9):1115-24

(335) Procyshyn RM, Honer WG, Wu TK, Ko RW, McIsaac SA, Young AH, et al. Persistent antipsychotic polypharmacy and excessive dosing in the community psychiatric treatment setting: a review of medication profiles in 435 Canadian outpatients. J Clin Psychiatry. 2010 May;71(5):566-73

(336) Zink M, Englisch S, Meyer-Lindenberg A. Polypharmacy in schizophrenia. Curr Opin Psychiatry. 2010 Mar;23(2):103-11

(337) Nielsen J, le Quach P, Emborg C, Foldager L, Correll CU. 10-Year trends in the treatment and outcomes of patients with first-episode schizophrenia. Acta Psychiatr Scand. 2010 Nov;122(5):356-66

(338) Zhu B, Ascher-Svanum H, Faries DE, Correll CU, Kane JM. Cost of antipsychotic polypharmacy in the treatment of schizophrenia. BMC Psychiatry. 2008 Apr 4;8:19

(339) Fleischhacker W, Arango C, Baumann P, Davidson M, de Hert M, Falkai P, et al. Ventajas y desventajas del tratamiento de combinación con antipsicóticos. Reunión ECNP Consensus, marzo de 2008, Niza. Psiq Biol. 2011;18(2):55-67

(340) Chen A. Noncompliance in community psychiatry: a review of clinical interventions. Hosp Community Psychiatry. 1991 Mar;42(3):282-7

(341) Centorrino F, Goren JL, Hennen J, Salvatore P, Kelleher JP, Baldessarini RJ. Multiple versus single antipsychotic agents for hospitalized psychiatric patients: case-control study of risks versus benefits. Am J Psychiatry. 2004 Apr;161(4):700-6

(342) Correll CU, Frederickson AM, Kane JM, Manu P. Does antipsychotic polypharmacy increase the risk for metabolic syndrome? Schizophr Res. 2007 Jan;89(1-3):91-100

(343) Biancosino B, Barbui C, Marmai L, Dona S, Grassi L. Determinants of antipsychotic polypharmacy in psychiatric inpatients: a prospective study. Int Clin Psychopharmacol. 2005 Nov;20(6):305-9

(344) McCue RE, Waheed R, Urcuyo L. Polypharmacy in patients with schizophrenia. J Clin Psychiatry. 2003 Sep;64(9):984-9

(345) Vieta E, Panicali F, Goetz I, Reed C, Comes M, Tohen M. Olanzapine monotherapy and olanzapine combination therapy in the treatment of mania: 12-week results from the European Mania in Bipolar Longitudinal Evaluation of Medication (EMBLEM) observational study. J Affect Disord. 2008 Feb;106(1-2):63-72

(346) Wolfsperger M, Greil W, Rossler W, Grohmann R. Pharmacological treatment of acute mania in psychiatric in-patients between 1994 and 2004. J Affect Disord. 2007 Apr;99(1-3):9-17

(347) Correll CU. Antipsychotic polypharmacy, Part 2: why use 2 antipsychotics when 1 is not good enough? J Clin Psychiatry. 2008 May;69(5):860-1

(348) Kane JA, Leucht S, Carpenter D, Docherty JP. The expert consensus guideline series. Optimizing pharmacologic treatment of psychotic disorders. Introduction: Methods, commentary, and summary. J Clin Psychiatry. 2003;64 Suppl 12:5-19

(349) De Hert M, Kanicka D, van Winkel R, Wampers M, Hanssens L, Van Eyck D, et al. Treatment with rosuvastatin for severe dyslipidemia in patients with schizophrenia and schizoaffective disorder. J Clin Psychiatry. 2006 Dec;67(12):1889-96

(350) Edlinger M, Hausmann A, Kemmler G, Kurz M, Kurzthaler I, Walch T, et al. Trends in the pharmacological treatment of patients with schizophrenia over a 12 year observation period. Schizophr Res. 2005 Sep 1;77(1):25-34

(351) Paton C, Barnes TRE, Cavanagh MR, Taylor D, Elliot P. High-dose and combination antipsychotic prescribing in acute adult wards in the UK: the challenges posed by p.r.n. prescribing. Br J Psychiatry. 2008 Jun;192(6):435-9

(352) Correll CU, Rummel-Kluge C, Kane JM, Leucht S. Antipsychotic combinations vs monotherapy in schizophrenia: a metaanalysis of randomized controlled trials. Schizophr Bull. 2009 Mar;35(2):443-57

(353) Paton C, Whittington C, Barnes TR. Augmentation with a second antipsychotic in patients with schizophrenia who partially respond to clozapine—a meta-analysis. J Clin Psychopharmacol. 2007 Apr;27(2):198-204

(354) Servicio de Gestión de la Información. Hospital Universitario de Gran Canaria Dr. Negrín. Memoria del año 2014. Las Palmas de G.C.: Dirección Gerencia del Hospital Universitario de Gran Canaria Dr. Negrín (ed.) Servicio de Gestión de la Información (coord.)

(355) Grupo de trabajo de la Guía de Práctica Clínica sobre la Esquizofrenia y el Trastorno Psicótico Incipiente. Fòrum de Salut Mental, coordinación. Guía de Práctica Clínica sobre la Esquizofrenia y el Trastorno Psicótico Incipiente. Madrid: Plan de Calidad para el Sistema Nacional de Salud del Ministerio de Sanidad y Consumo. Agència d'Avaluació de Tecnologia i Recerca Mèdiques; 2009. Guía de Práctica Clínica: AATRM. Nº 2006/05-2

(356) Canadian Agency for Drugs and Technologies in Health (CADTH). A Systematic Review of Combination and High Dose AAPs for Schizophrenia. Volume 1, Issue 1b; 2011 Dec: p.207

(357) Susser E, Varma V, Mattoo S, Finnerty M, Mojtabai R, Tripathi B, et al. Long-term course of acute brief psychosis in a developing country setting. Br J Psychiatry. 1998 Sep;173:226-30

(358) El Hamoui Y, Yaalaoui S, Moussaoui D, Battas O. Étude de suivi sur deux ans patients présentant un accès pschotique aigu: modalités évolutives et pronostic [Two years follow-up of patients with acute psychotic access: evolutionary modes and prognosis]. Encéphale. 2003 Sep-Oct;29(5):425-9

(359) Nicole L, Lesage A, Lalonde P. Lower incidence and increased male:female ratio in schizophrenia. Br J Psychiatry. 1992; 161: 556-557] [Aleman A, Kahn RS, Selten JP. Sex differences in the risk of schizophrenia: evidence from meta-analysis. Arch Gen Psychiatry. 2003 Jun;60(6):565-71

(360) Malla AK, Norman RMG, Manchanda R, Townsend L. Symptoms, cognition, treatment adherence and functional outcome in first-episode psychosis. Psychol Med. 2002 Aug;32(6):1109-19

(361) McGorry PD, Bell RC, Dudgeon PL, Jackson HJ. The dimensional structure of first episode psychosis: an exploratory factor analysis. Psychol Med. 1998 Jul;28(4):935-47

(362) Hafner H, Riecher-Rössler A, Maurer K, Fätkenheuer B, Löffler W. First onset and early symtomatology of schizophrenia. A Charter of epidemiological and neurobiological research into age and sex differences. Eur Arch Psychiatry Clin Neurosci. 1992;242(2-3):109-18

(363) Marshall M, Lockwood A, Lewis S, Fiander M. Essential elements of an early intervention service for psychosis: the opinions of expert clinicians. BMC Psychiatry. 2004 Jul 1;4:17

(364) Lindamer LA, Lohr JB, Harris MJ, Jeste DV. Gender, estrogen, and schizophrenia. Psychopharmacol Bull. 1997;33(2):221-8

(365) Salokangas RK, Honkonen T, Saarinen S. Women have later onset than men in schizophrenia -- but only in its paranoid form. Results of the DSP project. Eur Psychiatry. 2003 Oct;18(6):274-81

(366) Suda K, Hayashi N, Hiraga M. Predicting features of later development of schizophrenia among patients with acute and transient psychotic disorder. Psychiatry Clin Neurosci. 2005 Apr;59(2):146-50

(367) Thorup A, Waltoft BL, Pedersen CB, Mortensen PB, Nordentoft M. Young males have a higher risk of developing schizophrenia: a Danish register study. Psychol Med. 2007 Apr;37(4):479-84

(368) Castle D, Sham P, Murray R. Differences in distribution of ages at onset in males and females with schizophrenia. Schizophr Res. 1998 Oct 9;33(3):179-83

(369) Goldstein JM, Tsuang MT, Faraone SV. Gender and schizophrenia: implications for understanding the heterogenity of the illness. Psychiatry Res. 1989 Jun;28(3):243-53

(370) Gureje O. Gender and schizophrenia: age at onset and sociodemographic attributes. Acta Psychiatr Scand. 1991 May;83(5):402-5

(371) Crespo-Facorro B, Pelayo-Terán JM, Pérez-Iglesias R, Ramírez-Bonilla M, Martínez-García O, Pardo-García G, et al. Predictors of acute treatment response in patients with a first episode of non-affective psychosis: sociodemographics, premorbid and clinical variables. J Psychiatr Res. 2007 Oct;41(8):659-66

(372) Harrigan SM, McGorry PD, Krstev H. Does treatment delay in first episode psychosis really matter? Psychol Med. 2003 Jan;33(1):97-110

(373) DonCarlos LL, Azcoitia I, Garcia-Segura LM. Neuroprotective actions of selective estrogen receptor modulators. Psychoneuroendocrinology. 2009 Dec;34 Suppl 1:S113-22

(374) Addington D, Addington J, Patten S. Gender and affect in schizophrenia. Can J Psychiatry. 1996 Jun;41(5):265-8

(375) Naqvi H, Kahn MM, Faizi A. Gender differences in age at onset of schizophrenia. J Coll of Physicians Surg Pak. 2005 Jun;15(6):345-8

(376) Albus M, Scherer J, Hueber S, Lechleuthner T, Kraus G, Zausinger S, et al. The impact of familial loading on gender differences in age at onset of schizophrenia. Acta Psychiatr Scand. 1994 Feb;89(2):132-4

(377) Galvez-Buccollini JA, Proal AC, Tomaselli V, Trachtenberg M, Coconcea C, Chun J, et al. Association between age at onset of psychosis and age at onset of cannabis use in non-affective psychosis. Schizophr Res. 2012 Aug;139(1-3):157-60

(378) González-Pinto A, Vega P, Ibáñez B, Mosquera F, Barbeito S, Gutiérrez M, et al. Impact of cannabis and other drugs on age at onset of psychosis. J Clin Psychiatry. 2008 Aug;69(8):1210-6

(379) Sevy S, Robinson DG, Napolitano B, Patel RC, Gunduz-Bruce H, Miller R, et al. Are cannabis use disorders associated with an earlier age at onset of psychosis? Schizophr Res. 2010 Jul;120(1-3):101-7

(380) Fusar-Poli P, Bonoldi I, Yung AR, Borgwardt S, Kempton MJ, Valmaggia L, et al. Predicting psychosis: meta-analysis of transition outcomes in individuals at high clinical risk. Arch Gen Psychiatry. 2012 Mar;69(3):220-9

(381) Thara R. Twenty-five years of schizophrenia: The Madras longitudinal study. Indian J Psychiatry. 2012 Apr;54(2):134-7

(382) Gureje O, Bamidele R. Thirteen-year social outcome among Nigerian outpatients with schizophrenia. Soc Psychiatry Psychiatr Epidemiol. 1999 Mar;34(3):147-51

(383) Müller P, Gaebel W, Bandelow B, Köpcke W, Linden M, Müller-Spahn F. The social status of schizophrenic patients. Der Nervenarzt. 1998 Mar;69(3):204-9

(384) Tsuang MT, Woolson RF, Fleming JA. Long-term outcome of major psychoses: I. Schizophrenia and affective disorder compared with psychiatrically symptom-free surgical conditions. Arch Gen Psychiatry. 1979 Nov;36(12):1295-301

(385) Rosenthal, RN, Miner CR. Differential diagnosis of substance-induced psychosis and schizophrenia in patients with substance use disorders. Schizophr Bull. 1997;23(2):187-93

(386) Boydell J, Dean K, Dutta R, Giouroukou E, Fearon P, Murray R. A comparison of symptoms and family history in schizophrenia with and without prior cannabis use: implications for the concept of cannabis psychosis. Schizophr Res. 2007 Jul;93(1-3):203-10

(387) Andréasson S, Allebeck P, Rydberg U. Schizophrenia in users and nonusers of cannabis. Acta Psichiatr Scand. 1989 May;79(5):505-10

(388) Picci RL, Versino E, Oliva F, Giaretto RM, Ostacoli L, Trivelli F, et al. Does substance use disorder affect clinical expression in first-hospitalization patients with schizophrenia? Analysis of a prospective cohort. Psychiatry Res. 2013 Dec 30;210(3):780-6

(389) Moriwaki K, Neuner T, Hübner-Liebermann B, Hausner H, Wittmann M, Horiuchi T, et al. Acute psychiatric inpatient care: a cross-cultural comparison between two hospitals in Germany and Japan. Int J Soc Psychiatry. 2013 Dec;59(8):771-81

(390) Thompson A, Shaw M, Harrison G, Ho D, Gunnell D, Verne J. Patterns of hospital admission for adult psychiatric illness in England: analysis of Hospital Episode Statistics data. Br J Psychiatry. 2004 Oct;185:334-41

(391) Lerner Y, Zilber N. Predictors of cumulative length of psychiatric inpatient stay over one year: a national case register study. Isr J Psychiatry Relat Sci. 2010;47(4):304-7

(392) AbuMadini MS, Rahim SI. Psychiatric admission in a general hospital. Patients profile and patterns of service utilization over a decade. Saudi Med J. 2002 Jan;23(1):44-50

(393) Servicio de Gestión de la Información, Hospital de Gran Canaria Doctor Negrín. Consultado 2015 Jul

(394) Imade AG, Ebie JC. A retrospective study of symptompatterns of cannabis-induced psychosis. Acta Psychiatr Scand. 1991 Feb;83(2):134-6

(395) Mathers DC, Ghodse AH. Cannabis and psychotic illness. Br J Psychiatry. 1992 Nov;161:648-53

(396) McGuire PK, Jones P, Harvey I, Bebbington P, Toone B, Lewis S, et al. Cannabis and acute psychosis. Schizophr Res. 1994 Sep;13(2):161-7

(397) Hall WD, Degenhardt L. Is there a specific 'cannabis psychosis'? In: Castle DJ, Murray RM, editors. Marijuana and madness. Cambridge: Cambridge University Press; 2004. pp. 89-100

(398) Marneros A, Pillmann F, Haring A, Balzuweit S, Bloink R. Is the psychopathology of acute and transient psychotic disorder different from schizophrenic and schizoaffective disorders? Eur Psychiatry. 2005 Jun;20(4):315-20

(399) Compton MT, Potts AA, Wan CR, Ionescu DF. Which came first, delusions or hallucinations? An exploration of clinical differences among patients with first-episode psychosis based on patterns of emergence of positive symptoms. Psychiatry Res. 2012 Dec 30;200(2-3):702-7

(400) Zisook S, Heaton R, Moranville J, Kick J, Jernigan T, Braff D. Past substance abuse and clinical course of schizophrenia. Am J Psychiatry. 1992 Apr;149(4):552-3

(401) Aggarwal M, Banerjee A, Singh SM, Mattoo SK, Basu D. Substance-induced psychotic disorders: 13-year data from a de-addiction centre and their clinical implications. Asian J Psychiatr. 2012 Sep;5(3):220-4

(402) Compton MT, Gordon TL, Weiss PS, Walker EF. The "doses" of initial, untreated hallucinations and delusions: A proof-of-concept study of enhanced predictors of first-episode symptomatology and functioning relative to duration of untreated psychosis. J Clin Psychiatry. 2011 Nov;72(11):1487-93

(403) Rajapakse T, Garcia-Rosales A, Weerawardene S, Cotton S, Fraser R. Themes of delusions and hallucinations in first-episode psychosis. Early Interv Psychiatry. 2011 Aug;5(3):254-8

(404) Michail M, Birchwood M. Social anxiety disorder in first-episode psychosis: incidence. Phenomenology and relationship with paranoia. Br J Psychiatry. 2009 Sep;195(3):234-41

(405) Freeman D, Garety PA, Kuipers E. Persecutory delusions: developing the understanding of belief maintenance and emotional distress. Psychol Med. 2001 Oct;31(7):1293-306

(406) Lieberman JA, Alvir JMJ, Woerner M, Degreef G, Bilder RM, Ashtari M, et al. Prospective study of psychobiology in first-episode schizophrenia at Hillside Hospital. Schizophr Bull. 1992;18(3):351-71

(407) Sham PC, Castle DJ, Wessely S, Farmer AE, Murray RM. Further exploration of a latent class typology of schizophrenia. Schizophr Res. 1996 May;20(1-2):105-15

(408) Leucht S, Cipriani A, Spineli L, Mavridis D, Orey D, Richter F, et al. Comparative efficacy and tolerability of 15 antipsychotic drugs in schizophrenia: a multiple-treatments meta-analysis. Lancet. 2013 Sep 14;382(9896):951-62

(409) Leucht S, Pitschel-Walz G, Abraham D, Kissling W. Efficacy and extrapyramidal side-effects of the new antipsychotics olanzapine, quetiapine, risperidone, and sertindole compared to conventional antipsychotics and placebo: a meta-analysis of randomized controlled trials. Schizophr Res. 1999 Jan 4;35(1):51-68

(410) Geddes J, Freemantle N, Harrison P, Bebbington P. Atypical antipsychotics in the treatment of schizophrenia: systematic overview and meta-regression analysis. BMJ. 2000 Dec 2;321(7273):1371-6

(411) May PR, Tuma AH, Dixon WJ, Yale C, Thiele DA, Kraude WH. Schizophrenia: a follow-up study of the results of five forms of treatment. Arch Gen Psychiatry. 1981 Jul;38(7):776-84

(412) Sheitman BB, Lee H, Strous R, Lieberman JA. The evaluation and treatment of first-episode psychoses. Schizophr Bull. 1997;23(4):653-61

(413) Robinson DG, Woerner MG, Alvir JMJ, Geisler S, Koreen A, Sheitman B, et al. Predictors of treatment response from a first episode of schizophrenia or schizoaffective disorder. Am J Psychiatry. 1999 Apr;156(4):544-9

(414) Lieberman JA, Sheitman B, Chakos M, Robinson D, Schooler N, Keith S. The development of treatment resistance in patients with schizophrenia: a clinical and pathophysiological perspective. J Clin Psychopharmacol. 1998 Apr;18(2 Suppl 1):20S-4S

(415) Cuesta MJ, Peralta V, de León J. Schizophrenic síndromes associated with treatment response. Prog Neuropsychopharmacol Biol Psychiatry. 1994 Jan;18(1):87-99

(416) Norman RMG, Lewis SW, Marshall M. Duration of untreated psychosis and its relationship to clinical outcome. Br J Psychiatry Suppl. 2005 Aug;48:s19-23

(417) Hambrecht M, Hafner H. Cannabis, vulnerability, and the onset of schizophrenia: an epidemiological perspective. Aust N Z J Psychiatry. 2000 Jun;34(3):468-75

(418) Miller R, Ream G, McCormack J, Gunduz-Bruce H, Sevy S, Robinson D. A prospective study of cannabis use as a risk factor for non-adherence and treatment dropout in first-episode schizophrenia. Schizophr Res. 2009 Sep;113(2-3):138-44

(419) Baeza I, Graell M, Moreno D, Castro-Fornieles J, Parellada M, González-Pinto A, et al. Cannabis use in children and adolescents with first episode psychosis: influence on psychopathology and short-term outcome (CAFEPS study). Schizophr Res. 2009 Sep;113(2-3):129-37

(420) Ujike H. Stimulant-induced psychosis and schizophrenia: the role of sensitization. Curr Psychiatry Rep. 2002 Jun;4(3):177-84

(421) Singh SP, Croudace T, Amin S, Medley I, Jones PB, Harrison G. Three-year outcome of first-episode psychoses in an established community psychiatric service. Br J Psychiatry. 2000 Mar;176:210-6

(422) Zammit S, Moore TH, Lingford-Hughes A, Barnes TR, Jones PB, Burke M, Lewis G. Effects of cannabis use on outcomes of psychotic disorders: systematic review. Br J Psychiatry. 2008 Nov;193(5):357-63

(423) Cantor-Graae E, Nordstrom LG, McNeil TF. Substance abuse in schizophrenia: a review of the literature and a study of correlates in Sweden. Schizophr Res. 2001 Mar 1;48(1):69-82

(424) Salyers MP, Mueser KT. Social functioning, psychopathology, and medication side effects in relation to substance use and abuse in schizophrenia. Schizophr Res. 2001 Mar 1;48(1):109-23

(425) Lieberman JA. Estadios iniciales de la esquizofrenia. En: Zipursky RB, Schullz SC. Estadios iniciales de la esquizofrenia. Barcelona: Ed. Ars Médica; 2003: pp. 55-79

(426) Alvarez-Jimenez M, Priede A, Hetrick SE, Bendall S, Killackey E, Parker AG, et al. Risk factors for relapse following treatment for first episode psychosis: a systematic review and meta-analysis of longitudinal studies. Schizophr Res. 2012 Aug;139(1-3):116-28

(427) Pedrós A, Martí J, Gutiérrez G, Tenías J, Ruescas S. Two-year diagnostic stability and prognosis in acute psychotic episodes. Actas Esp Psiquiatr. 2009 Sep-Oct;37(5):245-51

(428) Addington DE, Beck C, Wang J, Adams B, Pryce C, Zhu H, et al. Predictors of admission in first-episode psychosis: developing a risk adjustment model for service comparisons. Psychiatr Serv. 2010 May;61(5):483-8

(429) Craig TJ, Fennig S, Tanenberg-Karant M, Bromet EJ. Rapid vs delayed readmission in first-admission psychosis: quality indicators for managed care? Ann Clin Psychiatry. 2000 Dec;12(4):233-8

(430) American Psychiatric Association. Directrices para la práctica clínica en el tratamiento de pacientes con esquizofrenia. En: American Psychiatric Association. Actualización en psiquiatría. Esquizofrenia y otros trastornos psicóticos [ed. Española]; 2000: pp.1-91

(431) Kane JM. Schizophrenia. N Engl J Med. 1996 Jan 4;334(1):34-41

(432) Thomas P, Gossell-Williams M, Sewel CA, Abel WD, McGrowder D, Martin J. The impact of cannabis use on the dosage of antipsychotic drugs in patients admitted on the psychiatric Ward at the University Hospital of the West Indies. WIMJ Open 2015; 2:22-6

(433) Zipursky RB, Menezes NM, Streiner DL. Risk of symptom recurrent with medication discontinuation in first-episode psychosis: A systematic review. Schizophr Res. 2014 Feb;152(2-3):408-14

(434) Francey S, Nelson B, Thompson A, Parker A, Kerr M, Macneil C, et al. Who needs antipsychotic medication in the earliest stages of psychosis? A reconsideration of benefits, risks, neurobiology and ethics in the era of early intervention. Schizophr Res. 2010 Jun;119(1-3):1-10

(435) Segarra R, Arrillaga A, Mentxaka O. Abordaje terapéutico de los primeros episodios psicóticos. En: Segarra R. Abordaje integral de las fases iniciales de las psicosis, 1ª ed. Madrid: Ed. Panamericana; 2014: p. 125

(436) International Early Psychosis Association Writing Group. International clinical practice guidelines for early psychosis. Br J Psychiatry Suppl. 2005 Aug;48:s120-4

(437) Aadamsoo K, Saluveer E, Küünarpuu H, Vasar V, Maron E. Diagnostic stability over 2 years in patients with acute and transient psychotic disorders. Nord J Psychiatry. 2011 Dec;65(6):381-8

(438) Castagnini A, Foldager L, Bertelsen A. Long-term stability of acute and transient psychotic disorders. Aust N Z J Psychiatry. 2013 Jan;47(1):59-64

(439) Rusaka M, Rancans E. First-episode acute and transient psychotic disorder in Latvia: a 6-year follow-up study. Nord J Psychiatry. 2014 Jan;68(1):24-9

(440) Simonsen E, Friis S, Haahr U, Johannessen JO, Larsen TK, Melle I, et al. Clinical epidemiologic first-episode psychosis. 1 year outcome and predictors. Acta Psychiatr Scand. 2007 Jul;116(1):54-61

(441) Morgan VA, Castle DJ, Jablensky AV. Do women express and experience psychosis differently from men? Epidemiological evidence from the Australian National Study of Low Prevalence (Psychotic) Disorders. Aust N Z J Psychiatry 2008 Jan;42(1):74-82

(442) Fergusson DM, Horwood LJ, Ridder EM. Tests of causal linkages between cannabis use and psychotic symptoms. Addiction. 2005 Mar;100(3):354-66

(443) Kuepper R, van Os J, Lieb R, Wittchen HU, Hofler M, Henquet C. Continued Cannabis Use and Risk of Incidence Persistence of Psychotic Symptoms: 10 Year Follow-up Cohort Study. BMJ. 2011 Mar 1;342:d738

(444) Zeppegno P, Probo M, Ferrante D, Lavatelli L, Airoldi P, Magnani C, et al. First admissions for psychoses in Eastern Piedmont-Italy. Eur J Psychiat. 2009 Sep; 23(3):153-65

(445) Sham PC, MacLean CJ, Kendler KS. A typological model of schizophrenia based on age at onset, sex and familial morbidity. Acta Psychiatr Scand. 1994 Feb;89(2):135-41

(446) Häfner H, Maurer K, Löffler W, An der Heiden W, Munk-Jørgensen P, Hambrecht M, et al. The ABC schizophrenia study: a preliminary overview of the results. Soc Psychiatry Psychiatr Epidemiol. 1998 Aug;33(8):380-6

(447) Suvisaari JM, Haukka J, Tanskanen A, Lönnqvist JK. Age at onset and outcome in schizophrenia are related to the degree of familial loading. Br J Psychiatry. 1998 Dec;173:494-500

(448) Suvisaari JM, Haukka JK, Tanskanen AJ, Lönnqvist JK. Decline in the Incidence of Schizophrenia in Finnish Cohorts Born From 1954 to 1965. Arch Gen Psychiatry. 1999 Aug;56(8):733-40

(449) Haukka J, Suvisaari J, Lonnqvist J. Increasing age does not decrease risk of schizophrenia up to age 40. Schizophr Res. 2003 May 1;61(1):105-10

(450) Smith N, Freeman D, Kuipers E. Grandiose delusions: an experimental investigation of the delusion-as-defence hypothesis. J Nerv Ment Dis. 2005 Jul;193(7):480-7

(451) Appelbaum PS, Robbins PC, Roth LH. A dimensional approach to delusions: Comparison across delusion types and diagnoses. Am J Psychiatry. 1999 Dec;156(12):1938-43

(452) Thara R, Eaton WW. Outcome of schizophrenia: The Madras longitudinal study. Aust N Z J Psychiatry. 1996 Aug;30(4):516-22

(453) Appelbaum PS, Gutheil TG. Drug refusal: A study of psychiatric inpatients. Am J Psychiatry. 1980 Mar;137(3):340-6

(454) Knowles R, McCarthy-Jones S, Rowse G. Grandiose delusions: A review and theoretical integration of cognitive and affective perspectives. Clin Psychol Rev. 2011 Jun;31(4):684-96

(455) Sims A, White A. Coexistence of the Capgras and de Clerambault syndromes. A case history. Br J Psychiatry.1973 Dec;123(577):635-7

(456) Wood BE, Poe RO. Diagnosis and classification of erotomania. Am J Psychiatry. 1990 Oct;147(10):1388-9

(457) Kennedy N, McDonough M, Kelly B, Berrios GE. Erotomania revisited: clinical course and treatment. Compr Psychiatry. 2002 Jan-Feb;43(1):1-6

(458) De Clérambault GG. Psychoses passionnelles [Passionate psychosis.] En: Oeuvres psychiatriques. Paris: Frénésie Editions ; 1987: pp.309-451

(459) Mullen PE. Disorders of passion. En: Bhugra D, Munro A, editors. Troublesome disguises. Underdiagnosed psychiatric syndromes. Oxford: Blackwell Science; 1997: pp.127-67

(460) Seeman MV. Delusional loving. Arch Gen Psychiatry. 1978 Oct;35(10):1265-7

(461) Andreasen NC, Carpenter WT Jr, Kane JM, Lasser RA, Marder SR, Weinberger DR. Remission in schizophrenia: proposed criteria and rationale for consensus. Am J Psychiatry. 2005 Mar;162(3):441-9

(462) Kay SR, Fiszbein A, Opler LA. The positive and negative syndrome scale (PANSS) for schizophrenia. Schizophr Bull. 1987;13(2):261-76

(463) Strauss JS, Carpenter WT Jr. The prediction of outcome in schizophrenia. II. Relationships between predictor and outcome variables: a report from the WHO international pilot study of schizophrenia. Arch Gen Psychiatry. 1974 Jul;31(1):37-42

(464) Harding CM, Brooks GW, Ashikaga T, Strauss JS, Breier A. The Vermont longitudinal study of people with severe mental illness, II: long-term outcome of subjects who retrospectively met DSM-III criteria for schizophrenia. Am J Psychiatry. 1987 Jun;144(6):727-35

(465) Evensen J, Røssberg JI, Haahr U, ten Velden Hegelstad W, Joa I, Johannessen JO, et al. Contrasting monosymptomatic patients with hallucinations and delusions in first-episode psychosis patients: A five-year longitudinal follow-up study. Psychopathology. 2011;44(2):90-7

(466) Gleeson JF, Alvárez-Jiménez M, Cotton SM, Parker AG, Hetrick S. A systematic review of relapse measurement in randomized controlled trials of relapse prevention in first-episode psychosis. Schizophr Res. 2010 Jun;119(1-3):79-88

(467) Burns T. Hospitalisation as an outcome measure in schizophrenia. Br J Psychiatr Suppl. 2007 Aug;50:s37-41

(468) Addington DE, Patten SB, McKenzie E, Addington J. Relationship Between Relapse and Hospitalization in First-Episode Psychosis. Psychiatr Serv. 2013 Aug 1;64(8):796-9

(469) Power P, Elkins K, Adlard S, Curry C, McGorry P, Harrigan S. Analysis of the initial treatment phase in first-episode psychosis. Br J Psychiatry Suppl. 1998;172(33):71-6

(470) Carpenter WT, Jr, Strauss JS. The prediction of outcome in schizophrenia. IV: Eleven-year follow-up of the Washington IPSS cohort. J Nerv Ment Dis. 1991 Sep;179(9):517-25

(471) Eaton WW, Thara R, Federman B, Melton B, Liang KY. Structure and course of positive and negative symptoms in schizophrenia. Arch Gen Psychiatry. 1995 Feb;52(2):127-34

(472) Craig TK, Garety P, Power P, Rahaman N, Colbert S, Fornells-Ambrojo M, et al. The Lambeth Early Onset (LEO) Team: a randomised controlled trial of the effectiveness of specialised care for early psychosis. BMJ. 2004 Nov 6;329(7474):1067

(473) Garety P, Jolley S. Early intervention in psychosis. Psych Bull. 2000; 24: 321-3

(474) McGorry PD. The recognition and optimal management of early psychosis: an evidence-based reform. World Psychiatry. 2002 Jun;1(2):76-83

(475) Bottlender R, Sato T, Jäger M, Wegener U, Wittmann J, Strauss A, et al. The impact of duration of untreated psychosis prior to first psychiatric admission on the 15-year outcome in schizophrenia. Schizophr Res. 2003 Jul 1;62(1-2):37-44

(476) Kolansky H, Moore WT. Effects of marihuana on adolescents and young adults. JAMA. 1971 Apr 19;216(3):486-92

(477) Thacore VR. Bhang psychosis. Br J Psychiatry. 1973 Aug;123(573):225-9

(478) Rottamburg D, Robins AH, Ben-Arie O, Teggin A, Elk R. Cannabis-associated psychosis with hypomanic features. Lancet. 1982 Dec 18;2(8312):1364-6

(479) Carney MW, Bacelle L, Robinson B. Psychosis after cannabis abuse. Br Med J (Clin Res Ed). 1984 Apr 7;288(6423):1047

(480) Basu D, Malhotra A, Bhagat A, Varma VK. Cannabis psychosis and acute schizophrenia. a case-control study from India. Eur Addict Res. 1999 Jun;5(2):71-3

(481) Rounsaville BJ. DSM-V research agenda: substance abuse/psychosis comorbidity. Schizophr Bull. 2007 Jul;33(4):947-52

10. ANEXOS

10. ANEXOS

10.1. Criterios diagnósticos para la Esquizofrenia. CIE-10 (OMS. Año 1992)

Según la clasificación CIE-10, los criterios diagnósticos para la Esquizofrenia serían los siguientes:

Este trastorno se caracteriza por distorsiones fundamentales y típicas de la percepción, del pensamiento y de las emociones, estas últimas en forma de embotamiento o falta de adecuación de las mismas. En general, se conservan tanto la claridad de la conciencia como la capacidad intelectual, aunque con el paso del tiempo pueden presentarse déficits cognoscitivos. El trastorno compromete las funciones esenciales que dan a la persona normal la vivencia de su individualidad, singularidad y dominio de sí misma. El enfermo cree que sus pensamientos, sentimientos y actos más íntimos son conocidos o compartidos por otros y pueden presentarse ideas delirantes en torno a la existencia de fuerzas naturales o sobrenaturales capaces de influir, de forma a menudo bizarra, en los actos y pensamientos del individuo afectado. Este se siente el centro de todo lo que sucede.

Son frecuentes las alucinaciones, especialmente las auditivas, que pueden comentar propia conducta o los pensamientos propios del enfermo. Suelen presentarse además otros trastornos de la percepción: los colores o los sonidos pueden parecer excesivamente vividos o tener sus cualidades y características alteradas y detalles irrelevantes de hechos cotidianos pueden parecer más importantes que la situación u objeto principal. La perplejidad es frecuente ya desde el comienzo, la cual suele acompañarse de la creencia de que las situaciones cotidianas tienen un significado especial, por lo general siniestro y dirigido contra el propio enfermo. En el trastorno del pensamiento característico de la esquizofrenia los aspectos periféricos e irrelevantes de un concepto, que en la actividad mental normal están soterrados, afloran a la superficie y son utilizados en lugar de los elementos pertinentes y adecuados para la situación. Así el pensamiento se vuelve vago, elíptico y oscuro y su expresión verbal es a veces incomprensible. Son frecuentes los bloqueos e interpolaciones en el curso del pensamiento y el enfermo puede estar convencido de que un agente extraño está grabando sus pensamientos. Las características más importantes de la afectividad son la superficialidad, su carácter caprichoso y la incongruencia. La ambivalencia y el trastorno de la voluntad se manifiestan como inercia, negativismo o estupor. Pueden presentarse también síntomas catatónicos.

El comienzo puede ser agudo, con trastornos graves del comportamiento o insidioso con un

desarrollo gradual de ideas y de una conducta extraña. El curso también presenta una gran variabilidad y no es inevitablemente crónico y deteriorante (debe especificarse con un quinto carácter). Un porcentaje de casos, que varía en las diferentes culturas y poblaciones, evoluciona hacia una recuperación completa o casi completa. Ambos sexos se afectan aproximadamente por igual, pero el comienzo tiende a ser más tardío en las mujeres.
Aunque en sentido estricto no se han identificado síntomas patognomónicos, ciertos fenómenos psicopatológicos tienen una significación especial para el diagnóstico de esquizofrenia, los cuales suelen presentarse asociados entre sí. Estos son:

a) Eco, robo, inserción del pensamiento o difusión del mismo.

b) Ideas delirantes de ser controlado, de influencia o de pasividad, claramente referidas al cuerpo, a los movimientos de los miembros o a pensamientos o acciones o sensaciones concretos y percepción delirante.

c) Voces alucinatorias que comentan la propia actividad, que discuten entre ellas sobre el enfermo u otros tipos de voces alucinatorias que proceden de otra parte del cuerpo.

d) Ideas delirantes persistentes de otro tipo que no son adecuadas a la cultura del individuo o que son completamente imposibles, tales como las de identidad religiosa o política, capacidad y poderes sobrehumanos (por ejemplo, de ser capaz de controlar el clima, de estar en comunicación con seres de otros mundos).

e) Alucinaciones persistentes de cualquier modalidad, cuando se acompañan de ideas delirantes no estructuradas y fugaces sin contenido afectivo claro, o ideas sobrevaloradas persistentes, o cuando se presentan a diario durante semanas, meses o permanentemente.

f) Interpolaciones o bloqueos en el curso del pensamiento, que dan lugar a un lenguaje divagatorio, disgregado, incoherente o lleno de neologismos.

g) Manifestaciones catatónicas, tales como excitación, posturas características o flexibilidad cérea, negativismo, mutismo, estupor.

h) Síntomas "negativos" tales como apatía marcada, empobrecimiento del lenguaje, bloqueo o incongruencia de la respuesta emocional (estas últimas habitualmente conducen a retraimiento social y disminución de la competencia social). Debe quedar claro que estos síntomas no se deban a depresión o a medicación neuroléptica.

i) Un cambio consistente y significativo de la cualidad general de algunos aspectos de la conducta personal, que se manifiestan como pérdida de interés, falta objetivos, ociosidad, estar absorto y aislamiento social.

Pautas para el diagnóstico:

Presencia como mínimo de un síntoma muy evidente o dos o más si son menos evidentes, de cualquiera de los grupos uno a cuatro, o síntomas de por lo menos dos de los grupos referidos entre el cinco y el ocho, que hayan estado claramente presentes la mayor parte del tiempo durante un período de un mes o más.

El diagnóstico de esquizofrenia no deberá hacerse en presencia de síntomas depresivos o maníacos relevantes, a no ser que los síntomas esquizofrénicos antecedieran claramente al trastorno del humor (afectivo). Si los síntomas de trastorno del humor y los esquizofrénicos se presentan juntos y con la misma intensidad, debe recurrirse al diagnóstico de trastorno esquizoafectivo (F25.-), aun cuando los síntomas esquizofrénicos justificaran por sí solos el diagnóstico de esquizofrenia. Tampoco deberá diagnosticarse una esquizofrenia en presencia de una enfermedad cerebral manifiesta o durante una intoxicación por sustancias psicotropas o una abstinencia a las mismas. Los trastornos similares que se presentan en el curso de una epilepsia o de otra enfermedad cerebral deberán codificarse de acuerdo con la categoría F06.2 y aquellos inducidos por sustancias psicotropas como F1x.5.

<u>F20.0 Esquizofrenia paranoide</u>

Es el tipo más frecuente de esquizofrenia en la mayor parte del mundo. En el cuadro clínico predominan las ideas delirantes relativamente estables, a menudo paranoides, que suelen acompañarse de alucinaciones, en especial de tipo auditivo y de otros trastornos de la percepción. Sin embargo, los trastornos afectivos, de la voluntad, del lenguaje y los síntomas catatónicos pueden ser poco llamativos.

Las ideas delirantes y alucinaciones paranoides más características son las siguientes:

a) Ideas delirantes de persecución, de referencia, de celos, genealógicas, de tener una misión especial o de transformación corporal.

b) Voces alucinatorias que increpan al enfermo dándole órdenes, o alucinaciones auditivas sin contenido verbal, por ejemplo, silbidos, risas o murmullos.

c) Alucinaciones olfatorias, gustatorias, sexuales u de otro tipo de sensaciones corporales. Pueden presentarse también alucinaciones visuales, aunque rara vez dominan.

El curso de la esquizofrenia paranoide puede ser episódico, con remisiones parciales o completas, o crónico. En esta última variedad los síntomas floridos persisten durante años y es difícil distinguir episodios aislados. El comienzo tiende a ser más tardío que en las formas hebefrénica y catatónica.

F20.1 Esquizofrenia hebefrénica

Forma de esquizofrenia en la que los trastornos afectivos son importantes, las ideas delirantes y las alucinaciones son transitorias y fragmentarias y es frecuente el comportamiento irresponsable e imprevisible y los manierismos. La afectividad es superficial e inadecuada y se acompaña con frecuencia de risas insulsas o sonrisas absortas como de satisfacción de sí mismo, de un modo despectivo de actuar, de muecas, manierismos, burlas, quejas hipocondriacas y de frases repetitivas. El pensamiento aparece desorganizado y el lenguaje es divagatorio e incoherente. Hay una tendencia a permanecer solitario y el comportamiento carece de propósito y de resonancia afectiva. Esta forma de esquizofrenia comienza por lo general entre los 15 y los 25 años de edad y tiene un pronóstico malo por la rápida aparición de síntomas negativos, en especial de embotamiento afectivo y de abulia.

Además de las alteraciones afectivas y de la voluntad, destaca el trastorno del pensamiento. Pueden aparecer alucinaciones e ideas delirantes pero no son predominantes. Se pierden la iniciativa y la determinación, se pierde cualquier tipo de finalidad de tal forma que el comportamiento del enfermo parece errático y vacío de contenido. Además, la preocupación superficial y manierística por temas religiosos, filosóficos o abstractos puede hacer difícil al que escucha seguir el hilo del pensamiento.

F20.2 Esquizofrenia catatónica

Presencia de trastornos psicomotores graves, que varían desde la hipercinesia al estupor o de la obediencia automática al negativismo. Durante largos períodos de tiempo pueden mantenerse posturas y actitudes rígidas y encorsetadas. Otra característica llamativa de este trastorno es la excitación intensa.

Pautas para el diagnóstico:

Para el diagnóstico de esquizofrenia catatónica deben predominar en el cuadro clínico uno o más de los siguientes tipos de comportamiento:

a) Estupor (marcada disminución de la capacidad de reacción al entorno y reducción de la actividad y de los movimientos espontáneos) o mutismo.

b) Excitación (actividad motriz aparentemente sin sentido, insensible a los estímulos externos).

c) Catalepsia (adoptar y mantener voluntariamente posturas extravagantes e inadecuadas).

d) Negativismo (resistencia aparentemente sin motivación a cualquier instrucción o intento de desplazamiento o presencia de movimientos de resistencia).

e) Rigidez (mantenimiento de una postura rígida contra los intentos de ser desplazado).

f) Flexibilidad cérea (mantenimiento de los miembros y del cuerpo en posturas impuestas desde el exterior).

g) Obediencia automática (se cumplen de un modo automático las instrucciones que se le dan) y perseveración del lenguaje.

F20.3 Esquizofrenia indiferenciada

Conjunto de trastornos que satisfacen las pautas generales para el diagnóstico de esquizofrenia (ver la introducción a F20) pero que no se ajustan a ninguno de los tipos F20.0-F20.2 o presentan rasgos de más de uno de ellos, sin que haya un claro predominio de uno en particular. Esta categoría deberá utilizarse únicamente para los cuadros psicóticos (excluyendo, pues, a la esquizofrenia residual, F20.5, y a la depresión postesquizofrénica, F20.4) y sólo después de haber intentado clasificar el cuadro clínico en alguna de las tres categorías precedentes.

Pautas para el diagnóstico:

a) Satisfacen las pautas para el diagnóstico de esquizofrenia.

b) No satisfacen las pautas de los tipos catatónico, hebefrénico o paranoide.

c) No reúnen las pautas para la esquizofrenia residual o la depresión postesquizofrénica.

F20.4 Depresión postesquizofrénica

Trastorno de tipo depresivo, a veces prolongado, que surge después de un trastorno esquizofrénico. Durante él pueden persistir algunos síntomas esquizofrénicos, pero no predominan en el cuadro clínico. Estos síntomas esquizofrénicos persistentes pueden ser "positivos" o "negativos", aunque estos últimos son los mas frecuentes. Rara vez son lo suficientemente graves o duraderos para satisfacer las pautas de un episodio depresivo grave (F32.2 y F32.3) y a menudo es difícil decidir qué síntomas del enfermo son debidos a una depresión, cuáles a la medicación neuroléptica y cuáles son expresión del trastorno de la voluntad y del empobrecimiento afectivo de la esquizofrenia por sí misma. Estos estados depresivos se acompañan de un alto riesgo de suicidio.

Pautas para el diagnóstico:

a) El enfermo ha tenido en los últimos doce meses una enfermedad esquizofrénica que satisfacía las pautas generales de esquizofrenia (ver la introducción a F20).

b) Persisten algunos síntomas esquizofrénicos.

c) Los síntomas depresivos son destacados, fuente de malestar y cumplen al menos las pautas de un episodio depresivo (F32) y han estado presentes por lo menos durante dos semanas.

F20.5 Esquizofrenia residual

Estado crónico del curso de la enfermedad esquizofrénica, en el que se ha producido una clara evolución progresiva desde los estados iniciales (que incluyen uno o más episodios con síntomas psicóticos que han satisfecho las pautas generales de la esquizofrenia) hacia los estadios finales caracterizados por la presencia de síntomas "negativos" y de deterioro persistente, aunque no necesariamente irreversibles.

Pautas para el diagnóstico:

a) Presencia de síntomas esquizofrénicos "negativos" destacados, por ejemplo, inhibición psicomotriz, falta de actividad, embotamiento afectivo, pasividad y falta de iniciativa, empobrecimiento de la calidad o contenido del lenguaje, comunicación no verbal (expresión facial, contacto visual, entonación y postura) empobrecida, deterioro del aseo personal y del comportamiento social.

b) Evidencia de que en el pasado ha habido por lo menos un episodio claro que ha reunido las pautas para el diagnóstico de esquizofrenia.

c) Un período de por lo menos un año durante el cual la intensidad y la frecuencia de la sintomatología florida (ideas delirantes y alucinaciones) han sido mínimas o han estado claramente apagadas, mientras que destacaba la presencia de un síndrome esquizofrénico "negativo".

d) La ausencia de demencia u otra enfermedad o trastorno cerebral orgánico, de depresión crónica o de institucionalización suficiente como para explicar el deterioro.

F20.6 Esquizofrenia simple

Trastorno no muy frecuente en el cual se presenta un desarrollo insidioso aunque progresivo, de un comportamiento extravagante, de una incapacidad para satisfacer las demandas de la vida social y de una disminución del rendimiento en general. No hay evidencia de alucinaciones y ni de ideas delirantes y el trastorno es no tan claramente psicótico como los tipos hebefrénico, paranoide y catatónico. Los rasgos "negativos" característicos de la esquizofrenia residual (por ejemplo, embotamiento afectivo, abulia) aparecen sin haber sido precedidos de síntomas psicóticos claramente manifiestos. El creciente empobrecimiento social puede conducir a un vagabundeo, los enfermos se encierran en sí mismos, se vuelven ociosos y pierden sus objetivos.

Pautas para el diagnóstico: Desarrollo progresivo durante un período de tiempo superior a un año, de los síntomas "negativos" característicos de la esquizofrenia residual, sin que hayan existido antecedentes de alucinaciones, de ideas delirantes ni de otras manifestaciones de un episodio psicótico pasado, con cambios significativos en la conducta personal manifestados con una marcada pérdida de interés, ociosidad y aislamiento social.

F20.8 Otra esquizofrenia

Incluye: Esquizofrenia cenestopática. Trastorno esquizofreniforme sin especificación.

F20.9 Esquizofrenia sin especificación

10.2. Criterios diagnósticos para el Trastorno de Ideas Delirantes Persistentes. CIE-10 (OMS. Año 1992)

Para el trastorno de ideas delirantes persistentes la CIE-10 especifica:

Variedad de trastornos en los cuales la característica clínica única o más destacada la constituyen las ideas delirantes consolidadas durante bastante tiempo, que no pueden ser clasificadas como orgánicas, esquizofrénicas o afectivas. Se trata probablemente de un grupo heterogéneo, cuyas relaciones con la esquizofrenia no son claras. Por otra parte, la importancia relativa en su génesis de los factores genéticos, de los rasgos de la personalidad y las circunstancias vitales no es clara y es probablemente diversa.

F22.0 Trastorno de ideas delirantes

Grupo de trastornos caracterizado por la aparición de un único tema delirante o de un grupo de ideas delirantes relacionadas entre sí que normalmente son muy persistentes, y que incluso pueden durar hasta el final de la vida del individuo. El contenido del tema o conjunto de ideas delirantes es muy variable. A menudo es de persecución, hipocondriaco o de grandeza, pero también puede referirse a temas de litigio o de celos o poner de manifiesto la convicción de que una parte del propio cuerpo está deformada o de que otros piensan que se despide mal olor o que se es homosexual. Lo más característico es que no se presente otra psicopatología, pero pueden aparecer de modo intermitente síntomas depresivos y, en algunos casos, alucinaciones olfatorias y táctiles. Las voces alucinatorias, los síntomas esquizofrénicos tales como las ideas delirantes de ser controlado, el embotamiento afectivo y la presencia de una enfermedad cerebral son incompatibles con este diagnóstico. Sin embargo, alucinaciones auditivas ocasionales o transitorias, no típicamente esquizofrénicas y que no constituyen una parte principal del cuadro clínico, no excluyen el diagnóstico en enfermos ancianos.

Suele comenzar hacia la edad media o avanzada de la vida, pero algunas veces, especialmente en casos de creencias sobre deformaciones del cuerpo, surge en el inicio de la madurez. El contenido de las ideas delirantes y el momento en el que aparecen y suele poder tener relación con algunas situaciones biográficas significativas, por ejemplo, ideas delirantes de persecución en personas que pertenecen a minorías sociales. Fuera del comportamiento directamente relacionado con el tema de las ideas o sistema delirante, son normales la afectividad, el lenguaje y el resto de la conducta.

Pautas para el diagnóstico:

El tema o conjunto de ideas delirantes deben ser la manifestación clínica única o la más destacada y deben de estar presentes durante por lo menos tres meses y ser claramente propias del enfermo, es decir, no depender de factores culturales. Pueden presentarse síntomas depresivos de una manera intermitente e incluso un episodio depresivo completo (F32.-) siempre y cuando las ideas delirantes no coincidan con las alteraciones del estado de ánimo. No hay evidencia de lesión cerebral, de voces alucinatorias ocasionales y de antecedentes de síntomas esquizofrénicos (ideas delirantes de ser controlado, difusión del pensamiento, etc.).

F22.8 Otros trastornos de ideas delirantes persistentes

Categoría residual para los trastornos de ideas delirantes persistentes que no reúnen las pautas de un trastorno de ideas delirantes (F22.0). Deben codificarse aquí los trastornos en los cuales el tema o conjunto de ideas delirantes se acompañen de voces alucinatorias o de síntomas esquizofrénicos en grado insuficiente como para satisfacer las pautas de esquizofrenia (F20.-). Los trastornos delirantes que han durado por lo menos más de tres meses pero menos de seis, deben, no obstante, ser codificados, al menos transitoriamente de acuerdo con F23.

F22.9 Trastorno delirante persistente sin especificación

10.3. Criterios diagnósticos para el Trastorno Bipolar. CIE-10 (OMS. Año 1992)

Para el trastorno bipolar, la CIE-10 detalla lo siguiente:

Trastorno caracterizado por la presencia de episodios reiterados (es decir, al menos dos) en los que el estado de ánimo y los niveles de actividad del enfermo están profundamente alterados, de forma que en ocasiones la alteración consiste en una exaltación del estado de ánimo y un aumento de la vitalidad y del nivel de actividad (manía o hipomanía) y en otras, en una disminución del estado de ánimo y un descenso de la vitalidad y de la actividad (depresión). Lo característico es que se produzca una recuperación completa entre los episodios aislados. A diferencia de otros trastornos del humor (afectivos) la incidencia en ambos sexos es aproximadamente la misma. Dado que los enfermos que sufren únicamente episodios repetidos de manía son relativamente escasos y de características muy parecidas (antecedentes familiares, personalidad premórbida, edad de comienzo y pronóstico a largo plazo) al resto de los enfermos que tienen al menos episodios ocasionales de depresión, estos enfermos se clasifican como otro trastorno bipolar (F31.8).

Los episodios de manía comienzan normalmente de manera brusca y se prolongan durante un período de tiempo que oscila entre dos semanas y cuarto a cinco meses (la duración mediana es de cuatro meses). Las depresiones tienden aburar más (su duración mediana es de seis meses), aunque rara vez se prolongan más de un año, excepto en personas de edad avanzada. Ambos tipos de episodios sobrevienen a menudo a raíz de acontecimientos estresantes u otros traumas psicológicos, aunque su presencia o ausencia no es esencial para el diagnóstico. El primer episodio puede presentarse a cualquier edad, desde la infancia hasta la senectud. La frecuencia de los episodios y la forma de las recaídas y remisiones pueden ser muy variables, aunque las remisiones tienden a ser más cortas y las depresiones más frecuentes y prolongadas al sobrepasar la edad media de la vida.

<u>F31.0 :Trastorno bipolar, episodio actual hipomaníaco</u>

Pautas para el diagnóstico:
a) Que el episodio actual cumpla las pautas de hipomanía (F30.0).
b) Que se haya presentado al menos otro episodio hipomaníaco, maníaco, depresivo o mixto en el pasado.

<u>F31.1 Trastorno bipolar, episodio actual maníaco sin síntomas psicóticos</u>

Pautas para el diagnóstico:

a)Que el episodio actual cumpla las pautas de manía sin síntomas psicóticos (F30.1).
b) Que se haya presentado al menos otro episodio hipomaníaco, maníaco, depresivo o mixto en el pasado.

F31.2 Trastorno bipolar, episodio actual maníaco con síntomas psicóticos

Pautas para el diagnóstico:
a) Que el episodio actual cumpla las pautas de manía con síntomas psicóticos (F30.2).
b) Que se haya presentado al menos otro episodio hipomaníaco, maníaco, depresivo o mixto en el pasado.

F31.3 Trastorno bipolar, episodio actual depresivo leve o moderado

Pautas para el diagnóstico:
a) Que el episodio actual cumpla las pautas de episodio depresivo leve (F32.0) o moderado (F32.1).
b)Que se haya presentado al menos otro episodio hipomaníaco, maníaco, depresivo o mixto en el pasado.

F31.4 Trastorno bipolar, episodio actual depresivo grave sin síntomas psicóticos

Pautas para el diagnóstico:
a) Que el episodio actual cumpla las pautas de episodio depresivo grave sin síntomas psicóticos (F32.2).
b) Que se haya presentado al menos otro episodio hipomaníaco, maníaco, depresivo o mixto en el pasado.

F31.5 Trastorno bipolar, episodio actual depresivo grave con síntomas psicóticos

Pautas para el diagnóstico:
a) Que el episodio actual cumpla las pautas de episodio depresivo grave con síntomas psicóticos (F32.3).
b) Que se haya presentado al menos otro episodio hipomaníaco, maníaco, depresivo o mixto en el pasado.

F31.6 Trastorno bipolar, episodio actual mixto

Pautas para el diagnóstico:

Alternancia de los episodios maníacos y depresivos, separados por períodos de estado de ánimo normal, aunque no es raro encontrar un estado de humor depresivo se acompañe durante días o semanas de hiperactividad y logorrea o que un humor maníaco e ideas de grandeza se acompañe de agitación y pérdida de la vitalidad y de la libido. Los síntomas maníacos y depresivos pueden también alternar rápidamente, de día en día o incluso de hora en hora. El diagnóstico de trastorno bipolar mixto sólo deberá hacerse si ambos tipos de síntomas, depresivos y maníacos, son igualmente destacados durante la mayor parte del episodio actual de enfermedad, que debe durar como mínimo dos semanas.

F31.7 Trastorno bipolar, actualmente en remisión

El enfermo ha padecido al menos un episodio maníaco, hipomaníaco o mixto en el pasado y por lo menos otro episodio maníaco, hipomaníaco, depresivo o mixto, pero en la actualidad no sufre ninguna alteración significativa del estado de ánimo ni la ha sufrido en varios meses. No obstante, puede estar recibiendo tratamiento para reducir el riesgo de que se presenten futuros episodios.

F31.8 Otros trastornos bipolares

F31.9 Trastorno bipolar sin especificación

10.4. Criterios diagnósticos para el Trastorno Esquizoafectivo. CIE-10 (OMS. Año 1992)

Para el Trastorno Esquizoafectivo, los criterios CIE-10 serían los siguientes:

Trastornos episódicos en los cuales tanto los síntomas afectivos como los esquizofrénicos son destacados y se presentan durante el mismo episodio de la enfermedad, preferiblemente de forma simultánea o al menos con pocos días de diferencia entre unos y otros. No es clara aún su relación con los trastornos del humor (afectivos) (F30-F39) y con los trastornos esquizofrénicos (F20-F24) típicos. Otros cuadros en los cuales los síntomas afectivos aparecen superpuestos o forman parte de una enfermedad esquizofrénica preexistente, o en los cuales coexisten o alternan con otros tipos de trastornos de ideas delirantes persistentes, se clasifican bajo la categoría adecuada de F20-F29.

Los enfermos que sufren episodios esquizoafectivos recurrentes, en particular aquellos cuyos síntomas son de tipo maníaco más que de tipo depresivo, generalmente se recuperan completamente y sólo rara vez desarrollan un estado defectual.

Pautas para el diagnóstico:
Las manifestaciones de ambos tipos de síntomas, esquizofrénicos y afectivos, son claras y destacadas y se presentan simultáneamente o con un plazo de pocos días entre unos y otros, dentro del mismo episodio de la enfermedad, y cuando, como consecuencia de lo anterior, el episodio de enfermedad no satisface las pautas ni de esquizofrenia ni de episodio depresivo o maníaco. Es frecuente, por ejemplo, que los esquizofrénicos presenten síntomas depresivos tras un episodio psicótico (ver F20.4, depresión postesquizofrénica). Algunos enfermos presentan episodios esquizoafectivos recurrentes, los cuales pueden ser de tipo maníaco, depresivo o mixtos. Otros presentan uno o dos episodios esquizoafectivos intercalados entre episodios maníacos o depresivos típicos. En el primer caso el diagnóstico adecuado es el de trastorno esquizoafectivo. En el segundo, la aparición de un episodio esquizoafectivo de forma ocasional no invalida el diagnóstico de trastorno bipolar o trastorno depresivo recurrente si el cuadro clínico es típico en otros aspectos.

F25.0 Trastorno esquizoafectivo de tipo maníaco

Trastorno en el cual los síntomas esquizofrénicos y los maníacos son destacados en el mismo episodio de enfermedad. La alteración del humor es generalmente en forma de euforia acompañada de aumento de la estimación de sí mismo e ideas de grandeza, pero a veces son más evidentes la excitación o irritabilidad, acompañadas de un comportamiento agresivo y de ideas de persecución. En ambos casos existe un aumento de la vitalidad, hiperactividad, dificultades de concentración y una pérdida de la inhibición social normal. Pueden estar presentes ideas delirantes de referencia, de grandeza o de persecución, pero se requieren otros síntomas más típicamente esquizofrénicos para establecer el diagnóstico. El enfermo puede insistir, por ejemplo, en que sus pensamientos están siendo difundidos o interceptados, o que fuerzas extrañas están tratando de controlarlos, o puede referir oír voces de varias clases, o expresar ideas delirantes extrañas que no son sólo de grandeza o de persecución. Se requiere a menudo un interrogatorio minucioso para establecer que el enfermo está realmente experimentando estos fenómenos mórbidos y no sólo bromeando o hablando de forma metafórica. Los trastornos esquizoafectivos de tipo maníaco son con frecuencia psicosis floridas con un comienzo agudo, pero la recuperación completa suele tener lugar en pocas semanas, a pesar de que el comportamiento esté alterado de un modo llamativo.

Pautas para el diagnóstico:
Debe existir una exaltación marcada del humor, o una exaltación menos evidente del humor acompañada de irritabilidad o excitación. Deben hallarse claramente presentes dentro del mismo episodio, por lo menos uno y preferiblemente dos síntomas característicos de la esquizofrenia (tal y como se especifica en las pautas (a-(d) para el diagnóstico de F20.-, esquizofrenia).

F25.1 Trastorno esquizoafectivo de tipo depresivo

Trastorno en el cual los síntomas esquizofrénicos y depresivos son destacados en el mismo episodio de enfermedad. La depresión del humor suele acompañarse de varios síntomas depresivos característicos o de trastornos del comportamiento tales como inhibición psicomotriz, insomnio, pérdida de vitalidad, de apetito o de peso, reducción en los intereses habituales, dificultades de concentración, sentimientos de culpa, de desesperanza e ideas de suicidio. Al mismo tiempo o dentro del mismo episodio están presentes otros síntomas típicamente esquizofrénicos. El enfermo puede insistir, por ejemplo, en que sus pensamientos están siendo difundidos o interceptados, o en que fuerzas extrañas están tratando de controlarlo. Puede estar convencido de estar siendo espiado o de ser víctima de un complot que no se justifica por su comportamiento, o de oír voces que no son únicamente despectivas o condenatorias sino que hablan de matarlo o comentan entre ellas su comportamiento. Los trastornos esquizoafectivos de tipo depresivo suelen ser habitualmente menos floridos y alarmantes que los episodios esquizoafectivos de tipo maníaco, pero tienden a durar más y el pronóstico es menos favorable. Aunque la mayoría de enfermos se recuperan completamente, algunos desarrollan con el tiempo un deterioro esquizofrénico.

Pautas para el diagnóstico:
Debe aparecer un humor depresivo marcado, acompañado por lo menos por dos síntomas depresivos característicos o de trastornos del comportamiento enumerados en el episodio depresivo (F32.-). Además, deben hallarse dentro del mismo episodio, por lo menos uno y preferiblemente dos

síntomas típicamente esquizofrénicos (tal y como se especifica para F20.-, en las pautas para el diagnóstico de esquizofrenia a)- d).

F25.2 Trastorno esquizoafectivo de tipo mixto

Trastornos en los cuales los síntomas esquizofrénicos (F20.-) coexisten con los de trastorno bipolar, episodio actual mixto (F31.6).

F25.8 Otros trastornos esquizoafectivos

F25.9 Trastorno esquizoafectivo sin especificación

10.5. Ficha de registro de datos

Ficha de registro de datos

1. **Numero de Registro**

....

DEMOGRAFICOS

Referidos al episodio índice

2. **Edad**

3. **Sexo**

- ◯ Hombre
- ◯ Mujer
- ◯ No especificado

4. **Estado Civil**

- ◯ Soltero
- ◯ Casado/ en pareja
- ◯ Divorciado/Separado
- ◯ Viudo
- ◯ Información no disponible

5. **Nivel de Estudios**

- ◯ Primarios
- ◯ Secundarios
- ◯ Bachillerato/COU
- ◯ Universitarios
- ◯ Analfabeto
- ◯ Información no disponible

ANTECEDENTES FAMILIARES

Referidos al episodio índice

6. **Antecedentes Familiares de Trastorno Mental Grave**

- ◯ Sí
- ◯ No
- ◯ Información no disponible

7. **Antecedentes Familiares de Adicciones**

- Sí
- No
- Información no disponible

VARIABLES EN RELACIÓN AL PRIMER EPISODIO

8. **Diagnóstico de debut**

- Episodio psicótico inducido por sustancias
- Episodio psicótico no inducido por sustancias

9. **Fecha de Alta**
Ejemplo: 15 de diciembre de 2000

10. **Sustancia asociada al primer episodio psicótico**

- Cannabis
- Alcohol
- Cocaína
- Alcaloides de Opio y derivados
- Alucinógenos/Anfetaminas
- Combinación de cannabis con cualquier otra
- Disolventes volátiles
- No droga asociada

11. **Duración Episodio de Inicio**
En días

12. **Dosis de antipsicótico en el primer episodio**

- Dosis infraterapéutica
- Dosis terapéutica
- Dosis por encima de ficha técnica
- Combinación de antipsicóticos

13. **Presencia de delirios**
En el primer episodio

- [ ] Sí
- [ ] No

20. **Presencia de alteración de la conciencia**
En el primer episodio

- ☐ Sí
- ☐ No

VARIABLES DE SEGUIMIENTO

---

21. **Reingreso**

- ☐ Sí
- ☐ No
- ☐ Perdido

22. **Número de reingresos**
En los 5 años posteriores al debut

23. **Tiempo hasta el primer reingreso**
Fecha de ingreso. Primer reingreso
Ejemplo: 15 de diciembre de 2012

24. **Sustancia 1**
Sustancia asociada primer reingreso

- ◯ Cannabis
- ◯ Alcohol
- ◯ Cocaína
- ◯ Alcaloides de Opio y derivados
- ◯ Alucinógenos/Anfetaminas
- ◯ Combinación
- ◯ Disolventes volátiles
- ◯ No droga asociada
- ◯ No ha habido recaída
- ◯ Información no disponible

25. **Dosis APS. Primer reingreso**

- ◯ Dosis infraterapéutica
- ◯ Dosis terapéutica
- ◯ Dosis por encima de ficha técnica
- ◯ Combinación de antipsicóticos
- ◯ No ha habido recaída
- ◯ Información no disponible

26. **Tiempo hasta el segundo reingreso**
Fecha de ingreso. Segundo reingreso.........

Ejemplo: 15 de diciembre de 2012

27. **Sustancia 2**
Sustancia asociada segundo reingreso

- ◯ Cannabis
- ◯ Alcohol
- ◯ Cocaína
- ◯ Alcaloides de Opio y derivados
- ◯ Alucinógenos/Anfetaminas
- ◯ Combinación
- ◯ Disolventes volátiles
- ◯ No droga asociada
- ◯ No ha habido recaída
- ◯ Información no disponible

28. **Dosis APS. Segundo reingreso**

- ◯ Dosis infraterapéutica
- ◯ Dosis terapéutica
- ◯ Dosis por encima de ficha técnica
- ◯ Combinación de antipsicóticos
- ◯ No ha habido recaída
- ◯ Información no disponible

29. **Tiempo hasta el tercer reingreso**
Fecha de ingreso. Tercer reingreso

Ejemplo: 15 de diciembre de 2012

30. **Sustancia 3**
Sustancia asociada tercer reingreso

- ◯ Cannabis
- ◯ Alcohol
- ◯ Cocaína
- ◯ Alcaloides de Opio y derivados
- ◯ Alucinógenos/Anfetaminas
- ◯ Combinación

- Disolventes volátiles
- No droga asociada
- No ha habido recaída
- Información no disponible

31. Dosis APS. Tercer reingreso

- Dosis infraterapéutica
- Dosis terapéutica
- Dosis por encima de ficha técnica
- Combinación de antipsicóticos
- No ha habido recaída
- Información no disponible

32. Tiempo hasta el cuarto reingreso
Fecha de ingreso. Cuarto reingreso____________

Ejemplo: 15 de diciembre de 2012

33. Sustancia 4
Sustancia asociada cuarto reingreso

- Cannabis
- Alcohol
- Cocaína
- Alcaloides de Opio y derivados
- Alucinógenos/Anfetaminas
- Combinación
- Disolventes volátiles
- No droga asociada
- No ha habido recaída
- Información no disponible

34. Dosis APS. Cuarto reingreso

- Dosis infraterapéutica
- Dosis terapéutica
- Dosis por encima de ficha técnica
- Combinación de antipsicóticos
- No ha habido recaída

◯ Información no disponible

35. Tiempo hasta el quinto reingreso

Fecha de ingreso. Quinto reingreso___________

Ejemplo: 15 de diciembre de 2012

36. Sustancia 5

Sustancia asociada quinto reingreso

◯ Cannabis
◯ Alcohol
◯ Cocaína
◯ Alcaloides de Opio y derivados
◯ Alucinógenos/Anfetaminas
◯ Combinación
◯ Disolventes volátiles
◯ No droga asociada
◯ No ha habido recaída
◯ Información no disponible

37. Dosis APS. Quinto reingreso

◯ Dosis infraterapéutica
◯ Dosis terapéutica
◯ Dosis por encima de ficha técnica
◯ Combinación de antipsicóticos
◯ No ha habido recaída
◯ Información no disponible

38. Si no reingresos, dosis de APS a los 2 años

◯ Dosis infraterapéutica
◯ Dosis terapéutica
◯ Dosis por encima de ficha técnica
◯ Combinación de antipsicóticos
◯ Sin antipsicótico pautado
◯ Información no disponible

39. **Si no reingresos, dosis de APS a los 5 años**

- ◯ Dosis infraterapéutica
- ◯ Dosis terapéutica
- ◯ Dosis por encima de ficha técnica
- ◯ Combinación de antipsicóticos
- ◯ Sin antipsicótico pautado
- ◯ Información no disponible

TRANSICIÓN A TRASTORNO MENTAL GRAVE A LOS 2 Y 5 AÑOS

Variable principal

40. **Diagnóstico a los 2 años del primer episodio**

- ◯ Esquizofrenia
- ◯ T. Esquizoafectivo
- ◯ T. Bipolar tipo I
- ◯ T. de Ideas Delirantes
- ◯ Sin cambios diagnósticos
- ◯ Información no disponible

41. **Diagnóstico a los 5 años del primer episodio**

- ◯ Esquizofrenia
- ◯ T. Esquizoafectivo
- ◯ T. Bipolar tipo I
- ◯ T. de Ideas Delirantes
- ◯ Sin cambios diagnósticos
- ◯ Información no disponible

10.6. Aprobación del Comité de Ética del Complejo Hospitalario Universitario de Gran Canaria Dr. Negrín. Julio del 2014.

Servicio
Canario de la Salud
HOSPITAL UNIVERSITARIO DE
GRAN CANARIA DOCTOR NEGRÍN

Gobierno de Canarias

INFORME DEL COMITÉ ÉTICO DE INVESTIGACIÓN CLÍNICA/COMITÉ DE LA ÉTICA EN LA INVESTIGACIÓN

D. DANIEL SEBASTIÁN CEBALLOS SANTOS, Secretario del Comité Ético de Investigación Clínica-Comité de Ética en la Investigación del Hospital Universitario de Gran Canaria Doctor Negrín

C E R T I F I C A:

Que este Comité, según consta en el **Acta 7/2014** de fecha 31 de julio, ha evaluado, según la Ley 14/2007 de Investigación Biomédica, la propuesta del promotor para que se realice el **Proyecto de Investigación** titulado:

"Evolución y clínica de la psicosis primaria y la psicosis tóxica: Estudio longitudinal retrospectivo"

Promotor: Investigación Independiente. TESIS. Adrián Neyra del Rosario
Código CEIC Negrín: 140154
Protocolo: Versión inicial de fecha 14 de Julio de 2014
Hoja de Información al paciente y Documento de Consentimiento Informado: Versión inicial de Fecha 14 de Julio de 2014
Comité de Referencia: Hospital Universitario de Gran Canaria Dr. Negrín

Y considera que:

Se cumplen los requisitos necesarios de idoneidad del protocolo en relación con los objetivos del estudio y están justificados los riesgos y molestias previsibles para el sujeto.
La capacidad del investigador y los medios disponibles son apropiados para llevar a cabo el estudio.
Es adecuado el procedimiento para obtener el consentimiento informado y el modo de reclutamiento previsto para el estudio.
El investigador y su equipo se comprometen a cumplir las recomendaciones y directrices de Buena Práctica Clínica aplicables a este tipo de estudios y la Declaración de Helsinki actualizada.
El alcance de las compensaciones económicas previstas no interfiere con el respeto a los postulados éticos.

Asimismo, este Comité **ACEPTA** que dicho **Proyecto de Investigación** sea realizado en el Hospital Universitario de Gran Canaria Doctor Negrín por el **Dr. Adrián Neyra del Rosario** del **Servicio de Psiquiatría** como investigador principal.

Que este Comité, tanto en su composición como en los PNTs, cumple con las normas de BPC (CPMP/ICH/135/95) y con el R.D. 223/2004.

Que su composición actual es la siguiente:

PRESIDENTE: Dº Pedro Lara Jiménez (F.E.A. Oncología Radioterápica)

SECRETARIO: Dº. Daniel Sebastián Ceballos Santos (F.E.A. Servicio de Digestivo)

Hospital Universitario de Gran Canaria Doctor Negrín
Comité Ético de Investigación Clínica CEIC/CEI
ceichugcdn.scs@gobiernodecanarias.org
Barranco de la Ballena S/N
35010 Las Palmas
Tel: 928 44 90 71 FAX 928 44 98 05

Servicio
Canario de la Salud

HOSPITAL UNIVERSITARIO DE
GRAN CANARIA DOCTOR NEGRÍN

Gobierno de Canarias

VOCALES:

D°. Javier Díaz Moreno (Licenciado en Derecho, F.E.A. Servicio de Admisión)
Dª. Trinidad Revilla Villegas (Enfermera Docencia)
D°. Jorge Solé Violán (F.E.A. Medicina Intensiva)
Dª. Luz Casasnovas Susana (Farmacóloga Clínica, Facultad de Medicina de la ULPGC)
Dª. Soledad Ojeda Bruno (F.E.A. Servicio de Reumatología)
Dª. Silvia De La Iglesia Iñigo (F.E.A. Servicio de Hematología)
D°. Jaime Vilar Alejo (F.E.A. Servicio de Dermatología)
D°. Antonio García Quintana (F.E.A. Servicio de Cardiología)
D°. Rafael Molero Gómez (Farmacia)

Que en dicha reunión se cumplió el quórum preceptivo legalmente.

Que, en el caso de que se evalúe algún proyecto del que un miembro sea investigador/colaborador, dicho miembro no participa en la evaluación ni el dictamen del propio protocolo.

Lo que firmo en Las Palmas de Gran Canaria, a 1 de agosto de 2014

El Secretario

Fdo.: D. Daniel Sebastián Ceballos Santos

Hospital Universitario de Gran Canaria Doctor Negrín
Comité Ético de Investigación Clínica CEIC/CEI
ceichugcdn.scs@gobiernodecanarias.org
Barranco de la Ballena S/N
35010 Las Palmas
Tel: 928 44 90 71 FAX 928 44 98 05

FSC
www.fsc.org
MIX
Papier | Fördert
gute Waldnutzung
FSC® C083411

Kolibri 360 GmbH
Ferdinand-Jühlke-Straße 7
99095 Erfurt, Deutschland
produktsicherheit@kolibri360.de

Druck:
CPI Druckdienstleistungen GmbH
im Auftrag der
Kolibri 360 GmbH
Ferdinand-Jühlke-Str. 7
99095 Erfurt